JN007061

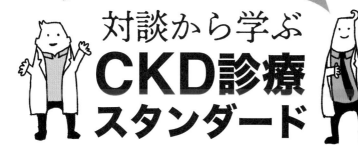

先生、このへんどうでしょう？

対談から学ぶ
CKD診療スタンダード

著

今井直彦

聖マリアンナ医科大学腎臓・高血圧内科 准教授
聖マリアンナ医科大学横浜市西部病院腎臓・高血圧内科 部長

塚原知樹

シカゴ大学病院腎移植内科 フェロー

メディカル・サイエンス・インターナショナル

"What is Your Take, Doctor?"
Learning standard CKD treatment from dialogue
First Edition
by Naohiko Imai, Tomoki Tsukahara

© 2024 by Medical Sciences International, Ltd., Tokyo
All rights reserved.
ISBN 978-4-8157-3109-0

Printed and Bound in Japan

目次

光とサケ，活性型は薬のビタミン D／CKD-MBD と骨粗鬆症，どちらも大切／PTH 製剤と SERM（サーム）／活性型ビタミン D

11　薬物治療　　　　　　　　　　　　　　　　　170

治療薬：Now and Then／球形吸着炭／炭酸水素ナトリウム／SGLT2 阻害薬は万能薬？／RAS 阻害薬をやめなくていいの？／注意すべき薬物／その PPI，本当に必要ですか？／用量調節しても安心できない抗ウイルス薬／CKD 患者への鎮痛薬の選択／副作用のデパート：NSAIDs／アセトアミノフェンと死語？ フェナセチン腎症／ガバペンチノイド／オピオイド／CKD にもあるシックデイルール

12　妊娠　　　　　　　　　　　　　　　　　　　194

妊娠についてどのように話し合うか／CKD 合併妊娠の胎児への影響はどれくらいか／"妊娠中毒症" 改め，"妊娠高血圧性腎症"／妊娠高血圧性腎症は内皮細胞の異常／腎予後について：妊娠すると CKD が平均 2.5 年進行する？／近年禁忌が削除された，妊娠中に用いられる降圧薬／妊娠中の降圧目標は低下傾向にある／妊娠中に避けるべき／継続すべき免疫抑制薬／移植と妊娠について押さえるべき点

13　高齢者　　　　　　　　　　　　　　　　　　213

ますます増える高齢者 CKD／人生 100 年時代の CKD 診療

14　透析導入　　　　　　　　　　　　　　　　　221

腎臓内科への紹介：the sooner, the better／「終わりではなく始まり」の腎代替療法に多職種で備えよう／CKD の CVD スクリーニング：レナリズムとハーティズムを越えて

15　腎移植　　　　　　　　　　　　　　　　　　233

誤解していませんか？ 腎移植／腎移植への誤解を解く／レシピエントになれる人，なれない人／逃してはいけない移植施設への紹介のタイミング／腎移植ドナーは "健康エリート"／この対談

を振り返って：ふたたび Now and Then

注　意

本書に記載した情報に関しては，正確を期し，一般臨床で広く受け入れられて
いる方法を記載するよう注意を払った。しかしながら，著者ならびに出版社は，
本書の情報を用いた結果生じたいかなる不都合に対しても責任を負うものでは
ない。本書の内容の特定な状況への適用に関しての責任は，医師各自のうちに
ある。

　著者ならびに出版社は，本書に記載した薬物の選択，用量については，出版
時の最新の推奨，および臨床状況に基づいていることを確認するよう努力を
払っている。しかし，医学は日進月歩で進んでおり，政府の規制は変わり，薬
物療法や薬物反応に関する情報は常に変化している。読者は，薬物の使用にあ
たっては個々の薬物の添付文書を参照し，適応，用量，付加された注意・警告
に関する変化を常に確認することを怠ってはならない。これは，推奨された薬
物が新しいものであったり，汎用されるものではない場合に，特に重要である。

はじめに

2024 年のある日，とある地域の内科医向けに研究会が開催された。テーマは『内科医のための CKD 診療のポイント』。ベテラン腎臓内科医である椎家氏と陣内氏のおふたりを講師に招き，お互いの日々の臨床を軸に，これまでの CKD 診療の変遷，ポイントや悩みどころを，各種ガイドラインを踏まえながらたっぷりと語ってもらった。本書はその記録である。

…という設定のもと，著者ら（今井・塚原）は本書を執筆した。したがって本書に登場する「Dr. 椎家」「Dr. 陣内」は，あくまでも架空の人物であることをご承知おきいただいたうえで読み進めていただけるよう，ここにお願いする次第である。

Dr. 椎家：総合病院　腎臓内科　部長
1997 年卒。大学病院，総合病院での研修ののち，2003 年より米国留学，2008 年に腎臓内科フェローシップを修了し帰国。2016 年より現職。

Dr. 陣内：大学病院　腎臓内科　診療科長
1997 年卒。2007 年より米国留学，2010 年に腎臓内科フェローシップを修了し帰国。2017 年より現職。

1　CKD 診断とその臨床的意義

CKD を見逃さずに診断しよう

椎家：CKD は国民病です。成人の 8 人に 1 人が CKD といわれています。その早期発見と早期介入には腎臓を専門としない先生方の役割が非常に重要ですね。CKD の診断をするには，当たり前ですが CKD の定義を知っていることが不可欠です。

　いきなり話が少しそれますが，疾患の定義がしっかり決まっているということはとても大事です。疾患の定義が人によって違うなんて，そんなことある？ と思う方もいるかもしれませんが，腎臓病においては急性腎障害（AKI）の定義も最近，といっても 10 年以上前までですが，しっかり決まっていませんでした。

陣内：急性腎障害の定義は「透析依存」から「クレアチニン値の 20％上昇」までバラバラでしたね。その 2 者では大違いです。今では，2012 年に KDIGO ガイドライン（注：腎臓病学に関する国際的組織，Kidney Disease Improving Global Outcomes によるガイドラインの略称）による統一された定義ができていて，クレアチニン値が 0.3 mg/dL 以上，あるいは予想されるベースから 1.5 倍以上に上昇した場合，または尿量が 6 時間にわたって 0.5 mL/kg/時未満に減少した場合と定められたんですよね。

椎家：そうです，そうです。さて CKD の定義ですが，非専門医の先生ですとなかなか細かいとこまで覚えてられないかもしれませんが，ポイントは "3 カ月" と "GFR＜60 mL/min/1.73 m^2" という数字です。ここで『エビデンスに基づく CKD 診療ガイドライン 2023』（注：以下，「CKD ガイドライン」）を見てみましょう。

> CKD の定義は以下の通りであり，1，2 のいずれか，または両方が 3 カ月を越えて持続することで診断する。
> 1. 尿異常，画像診断，血液，病理で腎障害の存在が明らか，特に 0.15 g/gCr 以上の蛋白尿（30 mg/gCr 以上のアルブミン尿）の存在が重要
> 2. GFR＜60 mL/min/1.73 m^2
> （CKD ガイドライン，p.3 より引用）

　伝わってくるメッセージは，きちんと腎機能と尿検査，特に蛋白尿を検査してくださいということですね。蛋白尿に関しては定性だけでなく定量することがとても大事です。健診の尿検査は多くの場合が尿蛋白定性のため，偽陽性の方をよくみます。多いのは，健診日に絶食のため飲水も摂らずに尿が濃縮している場合ですね。

蛋白尿の定性の限界を知っておこう

椎家：蛋白尿の定性（試験紙法）と定量のことは医師国家試験の "キモ" でもありますよね。尿蛋白定性は尿の濃さに大きく影響されます。そのため，1＋だから蛋白尿の程度が必ずしも少ないわけではなく，3＋だから必ずしも多いということ

ではありません。尿比重がわかっていれば，これはヒントにはなります。

　蛋白尿 0.5 g 以上の可能性について尿比重と尿蛋白定性の関係の報告があります。尿比重が 1.005 と薄い尿であれば 2 ＋なら蛋白尿はほぼ間違いなく出ていますし，尿比重が 1.035 と濃い尿であれば 2 ＋でも蛋白尿がほとんど出ていないことがあります。いずれにせよ，尿比重に関わらず 1 ＋以上なら必ず定量による評価が必要ですね。

表 1.1　尿蛋白 0.5 g 以上の頻度：尿蛋白定性と尿比重の関係

尿比重＼尿蛋白	－	±	＋	2＋	3＋
1.005	5%	63%	86%	100%	100%
1.010	5%	25%	86%	100%	100%
1.035	0%	0%	0%	33%	100%

文献 1 より許可を得て転載

陣内：おっしゃる通りですね。健診とお近くのクリニックの再検がいずれも 2 ＋で紹介された患者さんをみたときに，「きっと陽性だろう」と高をくくってさまざまな外注検査を先にオーダーしたら，尿蛋白定量でグラムクレアチニン比（g/gCr）が 0.01 で，慌ててキャンセルしたことがあります。

椎家：わかります。逆に，尿蛋白定性はアルブミンにのみ反応しますから，アルブミン以外の蛋白尿が出ていても陰性になりますよね。骨髄腫などで免疫グロブリンやその軽鎖が出ている場合などは，定量しなければわかりません。騙されないように注意が必要です。

　先ほどから出てきている「グラムクレアチニン比（g/gCr）」

という検査は，非腎臓専門医の先生方にはまだ馴染みが薄いかもしれません。グラムクレアチニン比に直していない，蛋白尿濃度（mg/dL）が記載された紹介状をいただくこともあります。その一方で，開業医の先生方からも蛋白尿の定量検査までした上で紹介いただくことが増えてきています。蛋白尿の定量検査はSRLなどでもきちんとできますから。

陣内：「グラム・パー・グラム・クレアチニン」なんていうと，呪文みたいですね。この検査は数mLの尿から，1日の蛋白尿排泄量を推測するものですね。1.0 g/gCrなら，1日1gの蛋白尿に相当するというわけです。1日の蛋白尿排泄量が推測できるため，後述するCKDの重症度を反映できるのが利点ですよね。

椎家：はい。蓄尿は手間なので，実臨床ではこの検査にほぼ置き換えていますよね。でも，後述するようにクレアチニン排泄量は筋肉量や腎機能などに依存するため，ずれることもあることは知っておいてよいかもしれません。

なんで"3カ月"なの？

椎家：さて，次は"3カ月"の話ですね。なぜ3カ月が基準になるのでしょうか。

陣内：確かに…「そういうものだから」と思っていました。初心忘れるべからず，ですね。えーっと（調べ始める），急性腎障害でないかを区別するのに3カ月は必要と考えられるから，だそうです。

椎家：大事な区別ですよね。実臨床でも，腎障害を何と名付けるかで悩みます。たとえば，もともと CKD がある患者さんの腎障害が増悪した場合には「進行した CKD」と書くこともありますし，明らかに別の原因で悪化しているなら「AKI on CKD」と書くこともあります。AKI か CKD か区別がつかないときには，単に「腎障害」と書くこともあります。どう見るかによって，治療が変わってきますから。

　なお，腎臓が１つしかない患者さんは，３カ月を待つ必要なく，画像所見から CKD ということになります。これは腎移植のドナーさんも同じです。腎臓を１つ提供すると，その結果として片腎になるためです。ここでは，GFR が 60 mL/min/1.73 m^2 以上あっても CKD となることに注意したいですね。後述しますが，60〜89 mL/min/1.73 m^2 なら 2 期，90 mL/min/1.73 m^2 以上なら 1 期になります。

陣内：何かの検査で引っかかったりして調べるまでは，腎臓が２個あるかは自分ではわかりませんし，多発性囊胞腎や馬蹄腎など尿所見や腎機能低下を認めなくても形態的に診断できる腎疾患もありますから，CKD 診療において画像評価は必須ですね。

eGFRcr だけでなく eGFRcys も測定してみよう

椎家：さて，CKD の定義で最も重要な腎機能についてです。腎機能の評価として，日本腎臓学会が提唱する GFR 推算式は２つあります。血清クレアチニンによるもの（JSN eGFRcr）と血清シスタチン C 値によるもの（JSN eGFRcys）です。ほとんどの施設で，いずれも血清クレアチニンと血清シ

スタチン C を測定すれば，検査結果に自動的に付記されていると思います。計算式は次のようになります。

JSN eGFRcr（単位は mL/min/1.73 m^2）
・男性：$194 \times$ 血清 Cr (mg/dL)$^{-1.094} \times$ 年齢 (歳)$^{-0.287}$
・女性：$194 \times$ 血清 Cr (mg/dL)$^{-1.094} \times$ 年齢 (歳)$^{-0.287}$
　　　　$\times 0.739$
注）酵素法で測定された Cr 値（小数点以下 2 桁表記）を用いる。

JSN eGFRcys（単位は mL/min/1.73 m^2）
・男性：$104 \times$ 血清シスタチン C (mg/dL)$^{-1.019}$
　　　　$\times 0.996^{年齢(歳)} - 8$
・女性：$104 \times$ 血清シスタチン C (mg/dL)$^{-1.019}$
　　　　$\times 0.996^{年齢(歳)} \times 0.929 - 8$
（CKD ガイドライン，p.5 より引用）

　この計算式を使うにあたっては注意点があります。まず，GFR 推算式は 18 歳未満の小児は対象外であり，中学生や高校生の腎炎・ネフローゼの患者さんをみるときには使えません。また，当然ですが体格や代謝能などの人種差がありますから，使用する GFR 推算式は国ごとに異なります。米国であれば CKD–EPI が使用されていますが，詳しい計算式はここでは触れません。たとえば，血清クレアチニン 1.0 mg/dL，50 歳，男性の eGFR は日本であれば 63 mL/min/1.73 m^{2}ですが，米国では 92 mL/min/1.73 m^{2}となります。

　このような差から，米国駐在員の方からご自身のデータをどう見たらよいのかと相談を受けたことがあります。CKD–EPIでは日本人の eGFR は過大評価されるため，この値に日本人係数 0.813 をかける必要があります。

陣内：逆に，日本に住む患者さんは，どんな民族的・人種的ルーツをもった方でも"日本人"係数をかけたeGFRになりますよね。たいていは過小評価になりますので，非常に心配して受診されます。

椎家：はい。そうした因子の影響を受けないeGFR式が望まれます。実際に米国では，2009年のCKD-EPIが黒人だけ別の計算式だったことが社会的に大きな問題になり，2021年に人種の区別をしない式に改訂されました。

陣内：そうでしたね。そして，よく知られている話ですが，クレアチニンは筋肉から産生されるため，血清クレアチニン値は筋肉量の影響を受けることは覚えておく必要があるかと。たとえば，サルコペニアや四肢欠損などで筋肉量が著しく減少するとeGFRcrは高く推算されます。

椎家：代表例は，高齢者のCKDですね。経時的にeGFRが改善していくというものです。基本的にCKDにおいてeGFRが改善することはないので，この時点で「改善している！よかった！」ではなく，「何かおかしいな」と思わないといけないのですが，実はやせて筋肉量が減少していたせいでした，なんていうオチは結構あります。体重は外来で必ずチェックが必要です。

　もう1つはその逆でして，退院後の患者さんで経時的にeGFRが低下してくるというものです。急性期疾患で入院中に筋肉量が減少する患者さんは少なくありません。そのためeGFRは見かけ上よくなります。退院後に筋肉量や体重がもとに戻るとeGFRは低下します。腎機能が悪くなったわけでは

ありません。したがいまして，入院中だけでなく入院前の腎機能との比較が必要となります。

陣内：アスリートなど筋肉量が多い人や，筋トレをして筋肉をつけると eGFRcr は低く推算されますから，結果として明らかに健康そうなのに健診で指摘され，"腎機能障害"の2次検査目的に紹介受診されることがありますよね。

表 1.2　血清クレアチニン濃度に影響を与える因子

因子	血清クレアチニン濃度	
	↓	↑
年齢	高齢者	若者
人種		黒人
性別	女性	男性
体格	やせ 栄養不良 四肢切断	筋肉質
食事	ベジタリアン	肉類 クレアチン
薬物		バクタ® タガメット® セファロスポリンの一部

文献2を元に作成

　筋肉量が"ふつう"かどうかは，見た目だけでは判断できないので，一度は血清シスタチンCを測定しておいたほうが無難と思います。血清シスタチンCによる eGFR である eGFRcys は筋肉量の影響を受けませんから，この計算式を用いれば前述のアスリートや筋トレをして筋肉をつけた人の腎機能が正常であることを確認できます。ただ，これも完璧

ではなく，甲状腺機能，妊娠，免疫抑制薬，特にステロイドなどの影響を受けますが。

椎家：そうですね。eGFRcys も完璧ではないです。健診で eGFRcr が低下を指摘されて受診された患者さんに「あなたはこの測り方だと腎臓の働きが低く計算されますが，別の測り方だと高く計算されます」というと，キツネにつままれたような顔をされます。それだけ心配して受診されたということだと思います。健診でも両方測定できるといいのですが…。

陣内：わかります。そして，「では来年，再来年にまた引っ掛かったらどうしたらいいですか」とおっしゃいます。「今年と比べて大きく変化しているか，尿検査でも異常があったら受診してください」と答えますが，「不安なのでやっぱり結果を見せに来ます」とおっしゃる方も多いです。
　スクリーニングが趣旨の健診は偽陽性を許すものですが，それが患者さんに与える不安にも向き合うことが大切ですよね。eGFRcys と eGFRcr の差（eGFRdiff）が多いほど生命予後がよいことを示した研究も多く[3,4]，そのあたりの説明が安心材料になるかもしれません。

椎家：それにしても，CKD ガイドラインが浸透しているからでしょうか，最近はクリニックでも血清シスタチン C を測定されていることがあります。腎臓内科医としてはうれしいことです。
　さて，最後にですが，腎機能の評価法として GFR とは別にクレアチニンクリアランスの値があります。これも 2 通りあり，24 時間蓄尿して実測するものと，Cockcroft–Gault 式を使ったクレアチニンクリアランスの推算式（推算 Clcr）があり

ます。

　とはいえ，専門医でなければまず使うことはないでしょう。専門医でもほかに有効な計算式がなかったので昔は使っていましたが，最近は使う頻度はかなり減っています。

蛋白尿・アルブミン尿を測定しよう

椎家：蛋白尿・アルブミン尿の測定は非常に重要ですね。その重要性はCKDの重症度評価（表1.3）の縦軸がeGFR，横軸が蛋白尿・アルブミン尿であることからもわかるかと思います。つまり，CKDをみる際に蛋白尿・アルブミン尿の評価をしていないのは不完全ということになります。そしてその評価ですが，前出の定量評価で行うことが大事です。ただ，アルブミン尿の定量は日本では保険診療では糖尿病または糖尿病性早期腎症患者に適応が限定され，測定回数も3カ月に1回までとなっています。

　なぜ蛋白尿・アルブミン尿評価が大事かといいますと，CKDの強力な予後予測因子だからです。尿異常としては血尿もありますが，蛋白尿のほうがより強力な予後予測因子です。

　この2ついずれか，もしくはその両方が尿中に見られるときには，その原因検索が必要です。年齢，高血圧や糖尿病の有無などにもよりますが，腎生検の必要性の判断が必要となりますので，腎臓内科専門医に紹介いただきたいところです。

陣内：健診の施設によっては，蛋白尿しか測らない所もあります。潜血尿のみで蛋白尿を伴わない場合は，治療をせずに経過観察することもありますよね。代表的な疾患は菲薄基

底膜病でしょうか。昔は"良性家族性血尿"といわれていた
ほどですね。

表 1.3　CKD 重症度分類

原疾患		蛋白尿区分		A1	A2	A3
糖尿病関連腎臓病		尿アルブミン定量 （mg/日）		正常	微量アルブミン尿	顕性アルブミン尿
		尿アルブミン/Cr 比 （mg/gCr）		30 未満	30〜299	300 以上
高血圧性腎硬化症 腎炎 多発性嚢胞腎 移植腎 不明 その他		尿蛋白定量 （g/日）		正常	軽度蛋白尿	高度蛋白尿
		尿蛋白/Cr 比 （g/gCr）		0.15 未満	0.15〜0.49	0.50 以上
GFR 区分 （mL/min/ 1.73 m²）	G1	正常または高値	≧90	緑	黄	オレンジ
	G2	正常または軽度低下	60〜89	緑	黄	オレンジ
	G3a	軽度〜中等度低下	45〜59	黄	オレンジ	赤
	G3b	中等度〜高度低下	30〜44	オレンジ	赤	赤
	G4	高度低下	15〜29	赤	赤	赤
	G5	高度低下〜末期腎不全	<15	赤	赤	赤

重症度は原疾患・GFR区分・蛋白尿区分を合わせたステージにより評価する。
CKD の重症度は死亡，末期腎不全，CVD 死亡発症のリスクを緑のステージを
基準に，黄，オレンジ，赤の順にステージが上昇するほどリスクは上昇する。
（CKD ガイドライン，p.18 を元に作成）

椎家：はい。ただ，悪化する前の腎炎である可能性や，膀
胱がん・尿路結石など泌尿器科疾患である可能性もありま

すから，専門医の紹介が必要なのは間違いないでしょう。

CKD の原因の評価はとても大事

陣内：CKD のステージ分類に原疾患を「CKD G3aA2（IgA 腎症）」，「CKD G4A1（高血圧性腎硬化症）」などと併記することも推奨されていますが，これはさすがに非専門医の先生が使っているのはあまり見かけません。とはいえ，併記するしないは別として，原疾患の把握は必要不可欠です。そのために最重要なのは腎生検です。特に糖尿病患者や高齢者の CKD においては，腎生検の閾値が以前より下がっています。糖尿病だからといって全員が糖尿病関連腎臓病（DKD）とは限りませんし，腎炎やネフローゼ症候群を合併することも稀ではありませんから。

椎家：ひとくちに CKD といってもその原疾患は多様ですからね。DKD，高血圧性腎硬化症が頻度は多いですが，さまざまな糸球体腎炎や多発性嚢胞腎なども CKD の原因です。なお，2023 年に改訂された CKD ガイドラインでは原疾患が『糖尿病』から『糖尿病性腎臓病（注：2023 年 10 月より「糖尿病関連腎臓病」）』，『高血圧』から『高血圧性腎硬化症』に変更されています。原疾患の検索は治療法との兼ね合いから不可欠ですし，同じ CKD でも原疾患によって予後が大きく異なります。また，原疾患別の腎予後と生命予後が報告されています[5]。腎予後が悪いのは糖尿病性腎症や巣状糸球体硬化症などですが，生命予後が悪いのは半月体形成糸球体腎炎です。半月体形成性糸球体腎炎は腎予後が悪いという印象が強いですが，この報告では意外と悪く

ないです。

陣内："急性進行性糸球体腎炎"とはいいますが，逆にいえば「**変化が可逆的なうちであれば根治可能な腎炎**」でもありますからね。もちろん，難治疾患ですし再発リスクもありますが，治療選択肢が増えてきたことも事実です。こうした疾患を適切なタイミングで診断したいですね。

CKD での腎生検の適応

椎家：CKD ガイドラインには，『たとえ糖尿病合併例であっても，特に，1：糖尿病性網膜症を認めない場合，2：尿沈渣で多数の変形赤血球や顆粒円柱などの活動性糸球体疾患を示唆する所見を認める場合，3：腎症の時期に合致しない病態（蛋白尿の出現が糖尿病発症に先行する，急激な尿蛋白の増加，急激な GFR の低下など）を認める場合は腎生検の適応がある』と記載されています。

　また，高齢者が増えているなかで，高齢者の腎炎やネフローゼ症候群などをみる機会も増えていますが，いずれも腎生検が必要となります。そうしますと，腎臓内科医に紹介いただかねばなりませんので，腎生検の適応は非専門医の先生方にも知っておいていただく必要がありそうです。

陣内：そうですね。ただ実際には，生検のリスクを勘案して判断することになりますよね。"腎内爆弾（renal bomb）"と揶揄されることもありますが，抗核抗体，ANCA，補体，蛋白分画などの検査である程度原因が判明して治療が見つかるなら，それに越したことはないと思うこともあります。

椎家：そうですね。腎疾患はいまだに病理の見え方による診断が基本ですが，そのうち病因が解明されて特異的な抗体など非侵襲的な検査で診断されるようになるといいなと思います。原発性膜性腎症の PLA2R 抗体などありますが，保険適応にはなっていません。

　その他にも，家族歴が濃厚な場合などに遺伝子検査が診断の助けになることもあります。免疫抑制薬に不応のネフローゼが糸球体蛋白遺伝子の異常であった例や，IgA 腎症と思われていた症例が基底膜蛋白遺伝子の異常，アルポート症候群であった例もあります。

陣内：2019 年には NEJM に「CKD の原因の 10％近くが遺伝子異常であった」という衝撃の論文が載りましたよね[6]。いやはや，「原疾患の検索が不可欠」とは，実によくいったものです。本当に糖尿病関連腎臓病なのか，高血圧性腎硬化症なのかを常に確認しながら患者さんの診察に当たる必要があるなと感じます。

CKD の進行をどう評価するのか

椎家：CKD の予後予測は蛋白尿の程度や原疾患によりできますが，やはり最も重要なのは実際に CKD が進行しているかどうかです。CKD 進行の評価には eGFR の低下％と eGFR スロープがありますが，実地臨床でより有用なのは eGFR スロープでしょう。患者さんと外来ごとに毎回確認することが重要です。

　最近の電子カルテは eGFR スロープが描出できるものがあります。この傾きを患者さんと共有することで，あと何年ぐらい

で透析になるとかという情報がわかります。

陣内：そのとき，見つめる患者さんの目は真剣そのものですよね。このスロープを少しでも緩やかにするのが腎臓内科医の役割です。患者さんは eGFR が上がれば喜ばれ，下がればがっかりされ，外来のたびに文字通り一喜一憂されますが，そうしたお気持ちに向きあうことも大事だと思います。

椎家：そうですね。そして，よき腎臓内科医を目指すなら，一歩進んで「何が良かったのか・悪かったのか」も，考えたいです。前述の「CKD 進行」と「AKI on CKD」のお話につながりますが，後者であれば，新規薬剤の中止や降圧薬の調整などで改善できることもありますから。個人的には，**eGFR の低下を説明するのに漫然と「自然経過」という言葉を軽々しく使いたくはないです。**

陣内：ところで，CKD ガイドラインでは，CKD の重症度分類も 5 期（G5）の所が『末期腎不全』から『高度低下から末期腎不全』と少しわかりやすくなっています。これはいい変更ですね。
　非専門医の先生から「5 期になったのですぐに透析が必要」といわれて，あるいはそうご本人が理解して，とても怯えて腎臓内科を受診される患者さんをときどきみます。実際には，5 期でもすぐに透析が始まるわけではありません。日本では透析開始の平均 eGFR は 5 前後でしたね。

尿蛋白±が2年連続でも紹介に！

椎家：健診受診者の医療機関への受診勧奨の基準も少し変わりました。従来通り，尿蛋白1＋以上は受診勧奨なのに加え，尿蛋白±が2年連続で見られた場合にも受診勧奨となりました。健診ですと定量をするわけではないので，スクリーニングによる早期発見という観点からは「尿蛋白±が2年連続で見られたら，一度定量を」ということになるのかと思います。

陣内：これは大きな変化ですね！定量といえば，前述のように日本ではアルブミン尿よりも蛋白尿の測定が一般的なことから，より正確に評価できるよう蛋白尿のグラムクレアチニン比も小数点2ケタ表示になってきました。蛋白尿を1ケタで四捨五入して"0.2"といわれても，実際には0.15なのか0.24なのかわかりませんからね。

椎家：また，ガイドラインの解説文のほうに『eGFRが3カ月以内に30％以上低下した場合にも速やかに紹介』とあります。例えばeGFRが90から60に低下した場合もそうですね。紹介する側の視点ではeGFRが悪い人は紹介しやすくても，eGFRが悪くてもまだ60ある人の場合は経過を見てしまうことが多いのかもしれません。eGFRの絶対値に関わらず，また30％以上の低下でなくても，eGFRが急激に低下している場合には専門医へ紹介することが大事です。

陣内：おっしゃる通り，早期紹介が大切なのは論を俟たないです。社会全体でも，それを促すキャンペーンを絶賛展開中

ですし。課題は，受診のあと一般内科の先生方と腎臓内科医がどう連携していくか，です。つまり，紹介・逆紹介のお話ですね。「精査に一度受診を」というつもりで患者さんを紹介したのに，「今後は（貴院ではなく）当科でみていくことになりました」と返事が来ては，「患者を取られた！（もう紹介しない）」と思われても仕方ありません。

椎家：とてもセンシティブなポイントかと思います。役割分担が必要ですよね。CKD ガイドラインでは，腎臓専門医・専門医医療機関への紹介目的として上述の原因精査に加えて，1）進行抑制目的の治療強化（治療抵抗性の蛋白尿，腎機能低下，高血圧に対する治療の見直し，二次性高血圧の鑑別など），2）保存期腎不全の管理，腎代替療法の導入，を挙げています。
　2）については，主に G4 期以降の患者さんが対象になりますから，次の表によれば成人の 0.24％ ということになります[6]。成人の「8 人に 1 人」ではなく，「416 人に 1 人」ですね。

陣内：問題は 1）ですね。処方の見直し，生活習慣，食事，体重などへの介入が特に必要になります。一般内科と腎臓内科の住み分けが難しいかもしれません。まずは一般内科の先生にしていただき，調節が必要な場合に腎臓内科医から適宜ご連絡する形が理想なのでしょうが…正直，そういう患者さんばかりではないですよね。腎臓内科でみてほしいという患者さんもおられますし，他にかかりつけ医がおられず腎臓内科医がその役割を担っている患者さんもおられます。

表 1.4　日本における CKD 患者数（%，20 歳以上）

GFR ステージ	GFR (mL/分/1.73 m^2)	尿蛋白 −〜±	尿蛋白 1＋以上
G1	≧90	2,803 万人	61 万人 (0.6%)
G2	60〜89	6187 万人	171 万人 (1.7%)
G3a	45〜59	886 万人 (8.6%)	58 万人 (0.6%)
G3b	30〜44	106 万人 (1.0%)	24 万人 (0.2%)
G4	15〜29	10 万人 (0.1%)	9 万人 (0.1%)
G5	<15	1 万人 (0.01%)	4 万人 (0.03%)

▨のところが CKD に相当する。
文献 7 より

椎家：ええ。とはいえ，「8 人に 1 人」を腎臓内科医がみることは，もちろん不可能です。医療制度など要因はさまざまでしょうが，1 つには“慢性腎臓病”という言葉が患者さんに与える不安が背景にあると思います。患者さんのなかには「8 人に 1 人が慢性腎臓病」を「8 人に 1 人が透析になる」くらいに思って受診される方もいますが，そこまで高頻度で透析になるわけではありません。

　前掲の表 1.4 では，G4 期以降の患者さんは「416 人に 1 人」ですし，G5 期に限れば「2,500 人に 1 人」ですから。その意味では，CKD が心血管系疾患のリスク因子であることが，もっと強調されてもいいのかもしれません。そのあたりについては次のトピックとしてお話ししましょう。Vamos！（注：「行きましょう」を意味するスペイン語）

陣内：なぜ，スペイン語…?（笑）

参考文献

1. Constantiner M, Sehgal AR, Humbert L, et al. A dipstick protein and specific gravity algorithm accurately predicts pathological proteinuria. *Am J Kidney Dis*. 2005；45（5）：833-841. PMID：15861348

2. Stevens LA, Levey AS. Measurement of kidney function. *Med Clin North Am*. 2005；89（3）：457-473. PMID：15755462.

3. Chen DC, Shlipak MG, Scherzer R, et al. Association of Intraindividual Difference in Estimated Glomerular Filtration Rate by Creatinine vs Cystatin C and End-stage Kidney Disease and Mortality. *JAMA Netw Open*. 2022；5（2）：e2148940. PMID：35175342

4. Potok OA, Ix JH, Shlipak MG, et al. The Difference Between Cystatin C-and Creatinine-Based Estimated GFR and Associations With Frailty and Adverse Outcomes：A Cohort Analysis of the Systolic Blood Pressure Intervention Trial（SPRINT）. *Am J Kidney Dis*. 2020；76（6）：765-774. PMID：32682697

5. Hamano T, Imaizumi T, Hasegawa T, et al. Biopsy-proven CKD etiology and outcomes：the Chronic Kidney Disease Japan Cohort（CKD-JAC）study. *Nephrol Dial Transplant*. 2023；38（2）：384-395. PMID：35323977

6. Emily E. Groopman, Maddalena Marasa, Sophia Cameron-Christie, et al. Diagnostic Utility of Exome Sequencing for Kidney Disease. *N Engl J Med*. 2019；380（2）：142-151. PMID：30586318

7. 日本腎臓学会 編. CKD 診療ガイド 2012. 東京医学社，2012.

2　高血圧と心不全

高血圧は CKD と CVD のダブルリスク因子

椎家：CKD のない高血圧患者さんの多くは，開業医の先生方がみられていると思います。いわゆる難治性の高血圧でないかぎり，高血圧だけという患者さんは腎臓内科の外来には来ませんからね。さて，高血圧患者さんで CKD の発症を予防するには，血圧をどのように管理すればよいのでしょうか？

　ここで CKD ガイドラインを見てみましょう。

『CKD 非合併の高血圧患者の降圧治療においては，高血圧治療ガイドライン 2019 で推奨されている一般的な降圧目標値を準拠した食事療法，運動療法を含めた血圧管理を行うことが望まれる』　　　　　　（CKD ガイドライン，p.21 より引用）

　ガイドラインが別ガイドラインに準じるという，少し面白い文言になっています（笑）。

　いずれにせよ，高血圧は CVD と CKD の共通した危険因子であり，CVD 予防はそのまま CKD 予防にもなります。海外からの報告ですが，CKD の早期から CKD 患者さんでは末期腎不全への進行よりも死亡のリスクのほうが高いことが報告されています（図 2.1）。

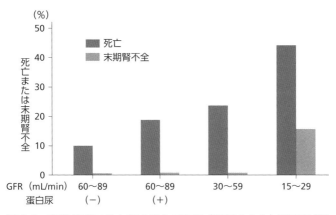

図2.1 腎機能別に見た死亡率と ESKD（移植を含む）発症率（米国の成績）
（文献1を元に作成）

陣内：なるほど，共通した危険因子である高血圧の管理が重要なことがよくわかります。血管を守ることで，腎臓だけでなく脳や心臓といったほかの臓器を守ることにもなるわけですね。そのなかで，最近は外来診療におけるイナーシャ（inertia）が問題になっていると感じています。

椎家：「もう少しこれで様子を見ましょうか」という，アレですね。「君子危うきに近寄らず」というべきか，「事なかれ主義」というべきか，現場でも悩ましいところです。イナーシャをなくし，自信をもってきちんとした降圧を患者さんに勧めるにはEBM が必要ですね。その代表となるスタディが…

陣内・椎家："SPRINT[2)]"ですね！

椎家：SPRINTはあまりに有名なスタディで，「120 mmHg目標のほうが140 mmHg目標よりもよかった」という結論が世界中に広がりました。これを受けて，実現できるかは別にしても，外来でそのように説明することが多くなりました。でも，"Devil is in the detail"ともいいますし，「①誰に」「②いつどんなふうに測った血圧を」「③何で治療したら」「④何がどうなったか」などをきちんと把握する必要があります。正直，私もうろ覚えだったので，さっき論文をダウンロードしておきました。一緒に見ていきましょう。

SPRINT試験について

『①誰に』：組み入れ基準は米国の，50歳以上で，収縮期血圧130〜180 mmHgで，心血管系イベントのリスク因子（脳梗塞以外の心血管系疾患，多発性嚢胞腎を除くeGFR 20〜60 mL/min/1.73 m²の慢性腎臓病，フラミンガムスコアの10年発症リスクが15%以上，75歳以上のいずれか）のある患者。

陣内：米国の患者ということもさることながら，糖尿病患者と脳梗塞既往のある患者が除外されていることは知っておく必要があります。また腎臓内科関連では，1 g/日以上相当の蛋白尿患者も除外されています。一次予防が目的ですからね。

『②いつどんなふうに血圧を測ったか』：血圧外来で，静かな場所で5分座って休んだあとに3回測った血圧の平均

椎家：これは日本の外来ではまず不可能，という話はよく聞きますが，米国の外来は患者が診察室に入って医師やスタッ

フが来室するのを待つシステムなので可能なのかもしれません。ちなみに，血圧計が日本のメーカーのものであったことも有名です。

『③何で治療したら』：主要クラスの降圧薬が患者負担なく提供され，推奨はサイアザイド（特にクロルサリドン），ループ利尿薬，β遮断薬であったが，実際には RAS 阻害薬（ACEI/ARB）やカルシウム拮抗薬も多く使われた。

椎家：当然ながらオープンラベル試験ですね。

『④何がどうなったか』：
・1年後の収縮期血圧は120 mmHg 目標群で121.4 mmHg，140 mmHg 目標群で134.6 mmHg。介入後の降圧薬数の中央値が，120 mmHg 目標群で3，140 mmHg 群で2（120 mmHg 目標群に降圧薬を1剤多く飲んでもらった形）。飲んだだけ血圧は下がった。
・アウトカム：ベースに CKD のない患者群では，eGFR 低下（30% 以上，または 60 mL/min/1.73 m²未満）が 120 mmHg 目標群で有意に多く見られた。

陣内：そう，多かったんですよね。でも，アルブミン尿の出現（10 mg/gCr 未満から 10 mg/gCr 以上への倍加）は有意ではないながらも少なかった。そして，透析や移植になった人もいなかった。その一方で，CKD のある患者群では，eGFR 低下と腎代替療法（長期透析，移植）依存を合わせた複合エンドポイントが積極的降圧群で有意ではないながらも少なかった。

椎家：はい。実はその後の解析で，CKD がない場合の eGFR 低下は初期に見られていたことがわかっています。つまり，「最初に下がるけれど，長期で見るとアルブミン尿になりにくく，長期の腎予後もよさそう，ただし有意差はない」といえそうですね。しかし，患者さんは降圧薬，しばしば RAS 阻害薬を追加後に eGFR が低下すると，非常に心配されますよね。このように eGFR が低下したときにどうするかは難しい判断です。

陣内：ACEI/ARB（アンジオテンシン変換酵素阻害薬/アンジオテンシン受容体拮抗薬）や SGLT2（sodium-glucose cotransporter 2）阻害薬開始後のイニシャルドロップは，エビデンスとしては腎保護作用が期待できるものですね。その上で，薬を中止するかは eGFR の低下の程度などケースバイケースになってしまうかとは思います。なかには本物の AKI も混じっていますから。ただし，継続するなら患者さんにも納得してもらう必要がありますよね。

椎家：そうですね。継続する場合には私は「**腎臓が傷ついているわけではなく，腎臓を休ませているのであり，結果的には腎臓は守られている**」と説明することにしています。

陣内：いい表現ですね！ しかし，そこで問題になるのが先ほど挙げた④の安全性ではないでしょうか。積極的降圧群で多かった AKI のなかには，救急外来や入院を要するものもありました。薬を追加する際には用量などに注意し，追加したら 1〜2 週間後に採血フォローするなどの慎重さが必要でしょう。

椎家：“イナーシャ”もよくないけれど，“イントレピッド（大胆）”すぎるのも考え物，ということでしょうね。まさに，臆病と蛮勇の中庸が勇気と説いたアリストテレスを思い出します。きっと彼は人生のガイドラインを作ろうとしたのでしょう。

糖尿病と蛋白尿の有無で変わる，血圧管理目標

陣内：ここで CKD 患者さんの診察室血圧の管理目標を CKD ガイドラインで確認しましょうか。

> G1/2 期　130/80 mmHg 未満（糖尿病合併患者，非合併で蛋白尿あり）
> 　　　　　140/90 mmHg 未満（糖尿病非合併で蛋白尿なし）
> G3〜5 期　130/80 mmHg 未満（糖尿病合併患者，非合併で蛋白尿あり）
> 　　　　　140/90 mmHg 未満（糖尿病非合併で蛋白尿なし）※
> 注意：いずれも低血圧やめまいに注意し適切な降圧管理を行うこと
> ※糖尿病非合併で蛋白尿のない患者も，益と害のバランスを考慮して 130/80 mmHg 未満を目指してもよい
> （CKD ガイドライン，p.23 を元に作成）

　ここは CKD ガイドラインの一番大事なところかもしれません。“集学的治療”とはいうものの，CKD 治療，特に腎保護治療の根本は今でも降圧だと思います。

椎家：ええ。それを越えるものが出てきたらよいのになあ，とも思いますが…外来で患者さんに「結局，血圧の薬くらいしかないですか」といわれてしまうこともあります。

ちなみに，こういってしまうと身も蓋もないですが，前述の目標値は"※"の部分以外は『高血圧治療ガイドライン2019』の記述と同じです。では個々の降圧目標について見ていきましょう。

糖尿病合併例では 130/80 mmHg 未満を Just Do It!

椎家：個人的には，ここに日本のデータ，J−DOIT3[3)] が挙げられたことを誇らしく感じます。官学が連携した"戦略研究"の成功例ですし，自国のガイドラインに自国のデータがあるのは強みだと思います。

　J−DOIT3 は血糖管理や体重など複数の目標に積極介入しているので，学術的には「特に血圧への介入が効いた」とはいいにくいのですが，逆に「とにかく結果を出そう」という気概を感じます。"Just do it!"という感じですね。ところで，私が気になるのはやはり，「いつどこでどのように測った血圧だったか」です。血圧の測定条件はとても大事ですから。

陣内：確かに。ええっと…J−DOIT3 について確認してみましたが「お貸しした血圧計で毎日，同じ時間に血圧を測定していただきます」とあります。家庭血圧ですね。積極介入群の血圧は 123/71 mmHg，標準介入群は 129/74 mmHg だったようです。一般的に診察室血圧は家庭血圧より 10 mmHg 程度高いので，ガイドラインが示す診察室血圧の目標が 130/80 mmHg 未満というのは，積極介入群の目標を採用したということですね。

椎家：これを新しい標準にしようとしているわけですね。G1，G2 期は腎臓内科医がみることはほとんどないと思いますが，G3〜5 期でも管理目標は同じですので覚えやすいです。家庭血圧を測定して，外来で確認していると思いますが，家庭血圧で収縮期血圧 120 台の前半が出ていればよし，という感じでしょうか。

糖尿病非合併例も 130/80 mmHg 未満を目指してよい

陣内：蛋白尿の有無で目標が分けられています。ところで，G1/2 期といえば腎機能は低下していないが尿異常がある患者，というイメージですが，ここでいう蛋白尿のない G1/2 期というのは，どんな CKD 患者さんなのでしょう。

椎家：CKD ではあるのですから，潜血のみ，片腎，多発性嚢胞腎などの疾患が考えられますね。確かに G1/2 期のドナーや ADPKD（常染色体顕性多発性嚢胞腎）の患者さんは高血圧があっても蛋白尿はない方が多いです。

陣内：なるほど。それから，G3〜5 期で蛋白尿のない患者さんの目標が 140/90 mmHg 未満というのは，やや意外な気がしました。2021 年の KDIGO ガイドラインは，透析・移植を受けていない成人 CKD 患者の目標を『収縮期血圧 120 mmHg 未満（ただし，例によって診察室で落ち着いて測った値）』で統一していますから，開きを感じます。

椎家：根拠の 1 つは，CKD−JAC 研究という日本のデータの

ようです[4]。読んでみると，米国の CRIC コホートを参考に計画されたもので，全患者が腎臓内科医の治療を受けているところが強みでしょうか。

陣内：おぉ，本当ですね。ベースライン血圧を 140 mmHg/90 mmHg を境界に二分したところ，腎予後（透析開始と eGFR 50％低下からなる複合腎アウトカム）が有意に抑制されています。ただ，実際には値を問わず収縮期血圧が低いほど腎予後がよいという結果でした。いずれにせよ，上記 CKD ガイドラインの"※"にあるように，安全で下げられるなら 130/80 mmHg を目指してよいわけですね。

椎家：安全…そうですね。ここではやはり，降圧の害について触れなければなりません。RAS 阻害薬の増減・開始中止は後ほどお話することになると思いますし，ここでは低血圧の話をしましょう。

血圧低下による転倒，骨折は NG ！

椎家：積極的降圧をすれば低血圧の心配が出てくるのは当然といえます。抗凝固薬↔出血，血糖降下薬↔低血糖と同じですね。CKD ガイドラインの推奨には『適切な降圧管理を』とありますが…このような場合にはどうすると具体的には書かれてはいません。

陣内：「どういう工夫が適切だった」というエビデンスは作りづらいかもしれないですね。ケースバイケースになりますし。低血圧は，SPRINT 試験でも話題になりました。低血圧によ

る転倒，そして骨折という流れは絶対に避ける必要があります から。

椎家：ええ，まず全体で見ると，救急外来受診を含む重度 の低血圧・失神は積極的介入群で有意に多かったのです が，転倒に有意差はありませんでした。そして，起立性低血 圧は有意に多かったですが，めまいを伴うものには有意差は ありませんでした。

陣内：そうです，そうです。でも CKD のサブグループでは， 違う結果だったと記憶していますが…2017 年発表のポスト ホック解析では，上述の項目のいずれにも両群で有意差は ありませんでした。転倒の件数は，数字上はむしろ積極的降 圧群で少なかったですね。

椎家：そうなんですよね。外来で薬を増やすときに，患者さ んに「お薬が増えても，転ぶほどの低血圧になる方はそう多 くありません」とお伝えすることもあります。もちろん，だから気 にしなくてよい，という意味ではありませんが。患者さんに家 庭血圧の記録を持参いただくと，おおむね収縮期 130〜 140 台 mmHg なのに，時々，あるいは時間帯によって 100 台 mmHg もある，なんてこと，ありませんか。

陣内：よくあります。血糖と同じで，そういうときには降圧薬を 増やしづらいです。

椎家：24 時間自由行動下血圧測定（ambulatory blood pressure monitoring：ABPM）などもありますし，そのうち降圧

薬も内服時間や持続時間を考慮してより細かく管理するようになるのかもしれません。

　いずれにせよ，いまできることは，朝が高ければ夕食後の降圧薬を増やし，夕方に高ければ逆に朝食後の降圧薬を増やすといったところでしょうか。インスリンのように管理するのはまだ無理ですから，「日中に薬が効きすぎないように，朝食後の薬をひとつ夕食後にしてみたい」といった患者さんの要望に応えながら，工夫する必要がありますね。

収縮期血圧と拡張期血圧，メインはどっち？

陣内：血圧の話は尽きませんね…そうだ，収縮期と拡張期の問題はどうでしょう。拡張期を気にされる患者さんもいらっしゃいます。医師は収縮期をメインにみていると思いますが，拡張期血圧と腎予後のエビデンスは何かあるのでしょうか？

椎家：確かに。先ほどの KDIGO ガイドラインは，収縮期血圧のみ目標が示されていましたよね。日本のデータでも，前述の CKD–JAC 研究で，拡張期血圧が高いほど腎予後が悪い傾向はあったものの，収縮期血圧と異なり，有意ではなかったようです。

　その一方で，孤立性収縮期高血圧（収縮期血圧 140 mmHg 以上かつ拡張期血圧 90 mmHg 未満）群は，II 度高血圧（収縮期血圧 160〜179 mmHg かつ/または収縮期血圧 100〜109 mmHg）群と同じかそれ以上に腎予後が不良だったようですね。

陣内：なるほどそうでしたか。日常臨床でも，私はあまり「収

縮期血圧はよいですが，拡張期血圧が高いので薬を増やしましょう」と提案することはないです。感覚的にですが，何となく収縮期血圧の方が"ドン！"と血管や臓器に影響しそうな気がしています。

蛋白尿がなければ，腎臓内科医は ACEI/ARB を推さない

陣内：降圧薬の選択も大事ですよね。CKD 患者さんの降圧薬は，糖尿病があれば ACEI/ARB と思い込まれていることがありますが，CKD ガイドラインを見てみますと『高血圧を伴う蛋白尿のない CKD 患者の ACEI/ARB 使用は糖尿病の有無にかかわらず，CVD と腎予後を改善させるという十分なエビデンスはない』とあります。

　CKD 患者さんで糖尿病があっても蛋白尿がなければ ACEI/ARB は必要ないということを強調する意味合いがあるのでしょう。ただ，ACEI/ARB といえば，「輸出細動脈を拡張してネフロンのフィルター圧を下げ，腎臓の負担を減らす」など，病態生理レベルで腎保護作用が頭に刷り込まれていますので，『エビデンスはない』と断言されると少し不安になります。

椎家：わかります。でも，調べても見つけることはできなかったようです。あえて反論すれば，「absence of evidence（証拠がないこと）は evidence of absence（ないことの証明）にはならない」ということになりますが…ないものは，ない（笑）。

　腎硬化症が主体の CKD で動脈硬化が進んでいますと ACEI/ARB の開始後に大幅な腎機能の低下を認めることもあります。もし CVD の予防と腎保護を期待して ACEI/ARB が

追加されたのだとしたら本末転倒ですから，別の降圧薬のほうがよいことになります。

陣内：そうですね。ちなみに，私は降圧薬の相談を受けたとき，このような場合には「当科としては ACEI/ARB でなければならない理由はなく，他の降圧薬へ変更してもよろしいかと存じます」と書くことが多いです。ただし，紹介元が慢性心不全に対して使っている，などの場合もあるので，はっきり，「変えてくれ」と書けないこともあります。

椎家：ACEI/ARB は 2017 年の心不全ガイドラインでは，HFpEF で推奨クラス II b，HFrEF で推奨クラス I ですからね。今後，MRA（ミネラルコルチコイド受容体拮抗薬）なども加わることでしょう。こちらも，2017 年の時点ですでに HFpEF で推奨クラス II b，HFrEF で推奨クラス I です。さらに，CKD ガイドラインでも心不全（HFrEF）を合併する CKD 患者さんへの推奨治療薬が記載されていますから，ここで一緒に見てみましょう。

ファンタスティック・フォーと CKD

陣内：CKD3 期は『循環器学会のガイドラインに準拠』ですか（次頁参照）。HFrEF と CKD3 期であれば，HFrEF 治療が主体になるでしょうから，β遮断薬，ARNI，MRA，SGLT2 阻害薬の，いわゆる "ファンタスティック・フォー" による治療が始まるわけですね。

　蛋白尿があっても，ファンタスティック・フォーの 1 つである ARNI には ARB が含まれていますので安心です。腎臓内

CKD3 期まで：日本循環器学会のガイドラインに準拠する

CKD4/5 期：薬剤クラス	推奨クラス	エビデンスレベル
ACEI/ARB	2	C
β遮断薬	2	B
MRA	なし	C
SGLT2 阻害薬	2	C
ARNI	2	C
イバブラジン	なし	D

(CKD ガイドライン，p.28 を元に作成)

科医としては蛋白尿がある患者さんにはとにかく ACEI/ARB が入っていないと，何かソワソワしますので。

椎家：そうですね，そして RAS 阻害薬をできるだけ強化したい。ACEI と ARB の併用による治療効果が 2013 年の VA Nephron D 試験で否定されてから，RAS 阻害薬の強化は少し下火になりました。糖尿病腎症の患者で ARB に ACEI を追加しても，蛋白尿が減るだけで，腎予後や CVD・死亡に有意差はなかったという結果でしたから。

陣内：ええ。さらに AKI と高カリウム血症が多く，早期中止されました。しかしその後，RAS 阻害薬の強化に関しては非ステロイドの選択的 MRA であるフィネレノンを使ったポジティブスタディが出ました。2020 年に発表された，FIDELIO-DKD 試験です[5]。MRA といえば RAS 阻害薬の 1 つですが，近年は ACEI/ARB とは別の抗炎症・線維化作用が期待されています（図2.2）。その意味では，ランドマークスタディといえますよね。

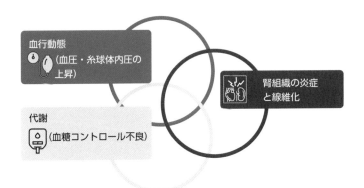

図2.2　DKD の病理生理：3 つの要因
（文献 6 を元に作成）

椎家：フィネレノンの "Fi" からフィデリオとしたのかなと思いますが，どれどれ（調べ始める）…なるほどベートーベンが完成させた唯一のオペラからとったのですね。同じくフィネレノンの心血管系イベントについて調べた FIGARO–DKD 試験は，封建主義を痛烈に批判したモーツァルトのオペラ，『フィガロの結婚』にあやかっているのでしょう。革新的な治療をもたらすもの，という気持ちが込められているのでしょうか…はっ！　美しい名前の試験には，ついつい愛着をもってしまって…いけませんね。では本題にいきましょう。せっかくだから PICO にしてみますか。

FIDELIO–DKD について

Patient：日本を含む多国籍の，2 型糖尿病合併の CKD 患者（アルブミン尿 30〜300 mg/gCr かつ eGFR 25〜60 mL/min/1.73 m^2，またはアルブミン尿 300〜5,000 mg/gCr かつ eGFR 25〜75 mL/min/1.73 m^2）。

Intervention：フィネレノン 10 mg/日（eGFR 25〜60 mL/
min/1.73 m^2）または 20 mg/日（eGFR 60〜75 mL/min/1.73
m^2）
Comparison：プラセボ（ただし，両群とも ACEI/ARB を忍容最
大量内服）
Outcome：複合腎アウトカム（死亡，CKD 5 または 5D，4 週
以上続く eGFR の 40％以上低下）

陣内：eGFR 25 mL/min/1.73 m^2 未満を除外しているので
すね。先ほどの FIGARO-DKD も同様の設定ですから，
HFrEF であっても CKD4/5 期では MRA に推奨がつかなっ
たのは頷けます。一方で「忍容最大量の ACEI/ARB を内服」
している患者さんに MRA を追加しても結果的に大丈夫だっ
た，というのは不思議な気もします。

椎家：忍容最大量の ACEI/ARB に MRA を追加したという
のがこの試験の"売り"のひとつでしたが，実際には添付文
書上の最大量を内服していたのは ACEI 群の約 22％，ARB
群の約 55％だったようです。ただ経験的には，最大量の
ARB を内服している患者さんに少量の MRA を追加しても，
意外と大丈夫な印象があります。

陣内：しかしその反面，重症 AKI で入院する患者さんでこの
組み合わせを見ることが多いのも事実ですよね…NSAIDs も
よく見ます。慎重なフォローや，体調の悪いときに休薬する
"シックデイ"のような対応が求められるのでしょうね。

椎家：カリウムについては，新規のカリウム吸着薬であるパ

チロマーの使用が介入群で増えた（10％，プラセボ群は6％）ほか，スタディ開始後に両群とも患者の約半数で利尿薬とインスリンが開始されています。個人的には，利尿薬とインスリンはカギだと思います。最初から，高カリウム血症を予防しているわけですね。

陣内：外来でも「DKD（糖尿病関連腎臓病）患者で高カリウム血症に困ったら，まずは利尿薬と血糖管理」はよくやる方法です。あと，CKD4/5期で代謝性アシドーシスがあるなら炭酸水素ナトリウムでしっかり補正することも大事ですね。

椎家：ところで，血糖管理といえば，この試験はSGLT2阻害薬・GLP1受容体アゴニストの使用率が少なかったのも特徴です。じつはサブ解析では，これらの薬を使っていた群ではMRAの効果が相殺される結果でした。
　しかし，そもそも併用患者数が少なかったので，何ともいえないところです。できれば今後，SGLT2阻害薬と併用しても相乗効果が見られた，という報告が出てくることを期待しています（第4章も参照）。

今はまだ，心保護薬のARNI

陣内：ARNI（angiotensin receptor neprilysin inhibitor）といっても，ARB＋NI（ネプリライシン阻害薬）のことですから，要は後者がCKD患者さんにどうよいかですね。「そもそもネプリライシンとは何か」という話からお願いできますか。

椎家：ネプリライシンはさまざまなペプチド，特に心房・心

室ナトリウム利尿ペプチド（ANP・BNP）を切断する酵素です。それを阻害することで，これらの分解を防ぐことが期待されます。いわば，"hANPの内服版"ですね。

陣内：なるほど。循環器科のドクターが急性非代償性心不全患者さんの入院中にフロセミドとhANPを持続静注するのを見ながら「フロセミドは経口にできるけどhANPはどうするんだろう？」と思っていました。でもこれ，どうしてARBとセットなんですか？

椎家：ネプリライシン阻害薬にはアンジオテンシンIIを増やす働きもあるためです。かといってACEIとの合剤だと，どちらもブラジキニンの分解を防ぐため，血管浮腫が多くなります。それでARBとセットにして試験したところ，上手くいったというわけです。2014年に発表されたPARADIGM-HF試験ですね[7]。

陣内：あれから10年，パラダイムシフトが起きているわけですね。ARBのほとんどがジェネリックになったという背景もありそうですが，学会などでも大々的に宣伝されていますし，このクラスの薬に関する症例報告もよく見るようになりました。PARADIGM-HF試験といえばHFrEFに対する心保護が有名ですが，腎保護についてはどうだったのでしょうか。

椎家：末期腎不全やeGFRの50％以上低下を含む腎アウトカムは，ARNI群のほうがACEI群よりも少なかったのですが，有意差はありませんでした。2018年発表のポストホック解析では，ARNI群のeGFR低下率はACEI群よりも有意に

ゆっくりでした。

陣内：そうか，ARNI 群と ACEI 群の比較でしたね。ARB 群との比較ではないので，apple and orange（注：似ているが違うものを比較しているときに用いられる英語のイディオム）ではないですが，何となくすっきりしないですね。eGFR 30 mL/min/1.73 m^2 未満の患者さんは除外されていますし。

椎家：確かに。ならば，平均 eGFR 34 mL/min/1.73 m^2 の CKD 患者さんを対象に ARNI 群（ARB はバルサルタン 103 mg/日）と ARB 群（イルベサルタン 300 mg/日）を比較した UK-HARP III 試験が参考になるでしょう。

陣内：そうですね。こちらは 12 カ月後の eGFR に有意差はなかったんですよね。でも，収縮期血圧と拡張期血圧は有意に下がった。「ARNI にすれば ARB 量を増やさずに降圧でき，腎保護も同程度」と考えるか，「腎保護が同じなら，わざわざ ARNI にしなくてもよい」と考えるか…コストの問題もあるし，難しいところですね。

椎家：心血管系をより守れるほうが勝ち，ということになりますかね。ところが，UK-HARP III 試験は，それについてはパワー不足でした。また，HFpEF に対する効果を調べた PARAGON-HF 試験はネガティブでした。そう考えると，現状では HFpEF と腎保護というよりは，HFrEF と降圧に ARNI と考えるのがよいのでしょうね。ミュージカル『アニー』の名曲 "Tomorrow" ではありませんが，今後 ARNI の腎保護作用が示されることに期待しましょう。

参考文献

1. Keith DS, Nichols GA, Gullion CM, et al. Longitudinal follow-up and outcomes among a population with chronic kidney disease in a large managed care organization. *Arch Intern Med*. 2004；164（6）：659-663. PMID：15037495

2. The SPRINT Research Group. A Randomized Trial of Intensive versus Standard Blood-Pressure Control. *N Engl J Med*. 2015；373（22）：2103-2116. PMID：26551272

3. Ueki K, Sasako T, Okazaki Y, et al. Effect of an intensified multifactorial intervention on cardiovascular outcomes and mortality in type 2 diabetes (J-DOIT3)：an open-label, randomised controlled trial. *Lancet Diabetes Endocrinol*. 2017；5（12）：951-964. PMID：29079252

4. Inaguma D, Imai E, Takeuchi A, et al. Risk factors for CKD progression in Japanese patients：findings from the Chronic Kidney Disease Japan Cohort (CKD-JAC) study. *Clin Exp Nephrol*. 2017；21（3）：446-456. PMID：27412450

5. Bakris GL, Agarwal R, Anker SD, et al. Effect of Finerenone on Chronic Kidney Disease Outcomes in Type 2 Diabetes. *N Engl J Med*. 2020；383（23）：2219-2229. PMID：33730470

6. Naaman SC, Bakris GL. Diabetic Nephropathy：Update on Pillars of Therapy Slowing Progression. *Diabetes Care*. 2023；46（9）：1574-1586. PMID：37625003

7. McMurray JJ, Packer M, Desai AS, et al. Angiotensin-neprilysin inhibition versus enalapril in heart failure. *N Engl J Med*. 2014；371（11）：993-1004. PMID：25176015

3 高血圧性腎硬化症と腎動脈狭窄症

本当に"良性"？：高血圧性腎硬化症

椎家：高血圧性腎硬化症は持続した高血圧により生じる腎臓の病変です。要は細動脈や毛細血管といった腎臓内部の血管がダメージを受けているわけですね。腎生検により診断されることはほとんどありません。臨床的に高血圧歴があり，血尿を認めず，蛋白尿が1ｇ前後と高度でない場合に疑います。そして，糖尿病や糸球体腎炎がない場合に高血圧性腎硬化症と診断することが多いです。

陣内：高血圧性腎硬化症は社会の高齢化に伴い増えていますよね。透析導入の原疾患として，腎硬化症は糖尿病性腎症に次いで第2位となっています。糖尿病があっても高血圧が腎臓病の主因である場合を含めれば，もっと多いかもしれません。糖尿病の患者さんに腎硬化症があっても不思議ではないです。実際，糖尿病があっても蛋白尿が少ない人は，典型的な糖尿病性腎症の要素よりも腎硬化症的な要素のほうが強いとしてみる考え方が提唱されています。

椎家：近年定義された糖尿病関連腎臓病（diabetic kidney disease：DKD）のことですね。臨床上，大事な考え方です。次の話題として改めて取り上げましょう。いずれにせよ，シェイクスピアの「どんな名前でも薔薇は甘く香る」ではないですが，先ほど（第2章）も挙げた降圧治療が重要なことは論

を俟たないです。

陣内：良好な血圧コントロールが治療の中心となりますよね。CKD ガイドラインを見ておきましょう。『蛋白尿合併例では 130/80 mmHg 未満，蛋白尿非合併例では 140/90 mmHg 未満』となっています。一般的には蛋白尿が少なく緩徐に進行するとされる高血圧腎硬化症ですが，3 g/日以上と高度の尿蛋白を認める患者さんもいますし，先ほどいったように透析導入の原疾患第 2 位なわけですから，予後不良と考えざるをえませんね。

椎家：ええ。伝統的に"良性高血圧"といわれていますが，さすがに"良性"はないのでは？ と個人的には思います。悪性高血圧のように短期間で急激に臓器障害を起こすわけではないとはいえ，長い目で見れば起こしますからね。高い血圧を「本態性」と呼ぶなど，病的意義はないと考えられていた時代の残滓でしょう。シェイクスピアには悪いですが，どんな名前かも大事ということですね（笑）。

陣内：ところで，先ほど「蛋白尿が多い腎硬化症もある」とのことでしたが，これはどういうことなのでしょうか。別の病気が合併しているという可能性はありませんか。

椎家：おっしゃる通りです。精査で別の疾患が発覚することもありますので，診断には注意が必要です。腎生検で足突起微絨毛の消失などのネフローゼ様の所見が見つかることもあります。ただ，"ネフローゼ症候群"ではない，"ネフローゼレベルの蛋白尿（nephrotic-range proteinuria）"であれば，

高血圧による二次性の巣状分節性糸球体硬化症などと診断されることも多いです。その場合は，免疫抑制薬などの適応にはなりませんので，やはり降圧や生活習慣などの保存的な治療が中心になります。

陣内：せっかく紹介いただいて精査と診断までしたのに治療が変わらないわけですから，患者さんにも紹介元の先生方にも申し訳ない気持ちになります。蛋白尿が多い予後不良群なわけですから，特効薬が出てくるといいですよね…。

腎動脈狭窄症

陣内：さて，お次はもっと太い，腎動脈のお話ですね。患者さんにはよく（両手でトマトをヘタが向き合うようにもつジェスチャーをしながら）「トマトに栄養を届ける枝のような部分」と説明しています。（片方の手を萎ませながら）枝が細くなれば，トマトは萎れてしまいますよね，と。

椎家：野菜だけに，新鮮な例えですね。果肉を皮質，種がある部分を髄質に例えての説明も理解してもらいやすいかもしれません。
　腎動脈狭窄症は内科学会雑誌などにも再三取り上げられるホットトピックです。まずその原因から見てみましょう。腎動脈狭窄の原因は若年者では線維筋性異形成，中年・高齢者では粥状動脈硬化症が多いです。見つかるきっかけとしては，二次性高血圧の精査や，脳梗塞，大動脈瘤，心筋梗塞など腎動脈以外の動脈硬化性疾患の精査などがあげられます。画像検査をしなければわかりませんので，実際には見

逃されている症例も多いと思います。

陣内：表面からは見えませんからね。血管雑音が聴取されることもあるわけですから，高血圧や腎障害で相談いただいた患者さんが腎臓内科を初診されたときには，腹部の聴診をすべき…ですが，忙しい先生方には「感度が高くない」といわれてしまうかもしれません。「見逃す」ならぬ「聴き逃す」というわけですね。

　実際，スクリーニングとしてまず行われるのは侵襲性が低い超音波検査です。ただ，腎動脈エコーは腎臓のサイズや輝度などを調べる通常の腹部エコーよりも難しく時間を要するため，施行可能な技師がいる日に限られるといった施設もあると聞きます。聴診ならその場でできるわけですから，疑ったなら行ったほうがよさそうです。

椎家：そうですね。その腎動脈エコーですが，日本超音波医学会による「超音波による腎動脈病変の標準的評価法」では，『収縮期最高血流速度（peak systolic velocity：PSV）＞180 cm/秒，腎動脈/大動脈 PSV 比＞3.5，腎内での動脈血流の特徴的な波形（狭窄後乱流）などで狭窄率60％以上の腎動脈狭窄を疑う』としています。

陣内：高校理科は化学と生物だけで大学に入った私にはちょっと何をいっているかわかりませんが…豪州のグループが行ったメタアナリシスによれば，最も優れる指標は PSV で，感度85％，特異度92％のようですね[1]。よい数字と思いますが，皮下脂肪や腸管ガスなどに妨げられると感度が下がるのかもしれません。

椎家：腎動脈エコーの次に，確定診断のために行うのはCTやMRIによるアンギオグラフィですね。CKDガイドラインに挙げられた，それぞれの特徴をまとめてみましょう。

表3.1　腎動脈狭窄症に対する画像検査

モダリティ	単純 MRI	造影 CT	造影 MRI
感度	74〜89%	64〜100%	94〜97%
特異度	93〜96%	92〜98%	85〜93%
長所	低侵襲 NSF*のリスクなし	空間分解能が高い	診断精度が高い
短所	診断精度が低い	石灰化病変で過大評価 造影剤腎症のリスクあり （eGFR<45で↑）	NSFのリスクあり （eGFR<30は使用を控える） （eGFR 30〜60でも報告あり）

＊腎性全身性線維症（nephrogenic systemic fibrosis：NSF）。皮膚や内臓で膠原線維が不可逆的に増生し，関節拘縮によるADL著明低下や死亡に至ることもある疾患。根治治療はない。
CKDガイドライン，p.41を元に作成

　ゴールドスタンダードは造影CTですが，今回ガイドラインは単純MRアンギオグラフィを行うよう提案していて，"Do No Harm"の原則に従った形です。腎臓の検査で腎臓が悪くなるのでは本末転倒ですから。「迷ったら安全なほうを」ということでしょう。ただ…。

陣内：やはり，そこは1つのポイントになりますか。最近では造影剤関連AKIとも呼ばれる造影剤腎症や腎性全身性線

維症（nephrogenic systemic fibrosis：NSF）のリスクが実際どれくらいかというお話ですよね。

椎家：はい，そうですね。詳しくはそれぞれのガイドラインに譲りますが，造影剤腎症は輸液で予防することもできますし，全身状態の安定した待機的な検査であれば多くは可逆的です。

　なお，あとでお話しする血行再建では，腎動脈に造影剤を注入します。腎性全身性線維症のリスクは造影剤の分子構造にもより，線状型で多く，環状型ではほとんど報告がありません。また，冠動脈と脳動脈以外のアンギオグラフィではヨード造影剤に代わる CO_2 造影が実用化されていますし，MRI においても代替造影剤（鉄，マンガン，有機ラジカルなど）の研究が行われていますから，今後に期待しましょう。

使いたいのに使えない RAS 阻害薬

椎家：さて治療薬ですが，まず RAS 阻害薬（ACEI/ARB）についてお話ししましょうか。先ほど（第 2 章参照）お話ししたように，本来は輸出細動脈を拡げて糸球体濾過圧を下げることで腎臓を「休ませる」薬ですが，腎動脈狭窄では注意が必要でした。というのも，腎動脈狭窄では輸入細動脈から血液があまり入ってこないので，RAA 系が亢進して輸出細動脈を締めることでなんとか糸球体濾過を行っています。ですから，それを拡げてしまうと糸球体濾過ができなくなってしまいます。

陣内：うぅ…RAA 系の亢進は心血管系イベントのリスクでも

ありますから，「あちらを立てればこちらが立たず」の板挟み
ですね。「両側性の腎動脈狭窄に原則禁忌」は医学部生で
も習う有名事項ですが，「注意深く使って心血管を守りたい」
という声も聞こえてきそうです。

椎家：おっしゃる通り，高血圧治療ガイドライン 2019 では原
則禁忌ですが，2022 年改訂版末梢動脈疾患ガイドラインに
は監視下で使用を考慮してもよいとあります。CKD ガイドライ
ンは『原則として使用しない』ですから，後者に寄せて文
言を和らげた形ですね。

陣内：片側性の腎動脈狭窄症では『使用することを提案す
る』ですから，片側性か両側性かで分けることがとても大事
になるわけですね。ただ，こちらも AKI 発症のリスクがありま
すので少量より開始することが重要です。また開始直後にリ
スクが高いため，1～2 週間後に再診いただくのがよいのか
なと思っています。

椎家：いずれにせよ，昔からいわれていることですが RAS
阻害薬開始後は短期間で一度フォローできると安心ですね。
　さて続いては，動脈硬化性腎動脈狭窄症に対する血行再
建（図 3.1）のお話です。CKD の進行抑制など腎予後や生命
予後が改善しそうなものですが，残念ながら RCT やメタ解
析からそのようなエビデンスは認められていません。また血行
再建術の合併症も無視できません。AKI，腎動脈乖離などが
報告されています。今回のガイドラインでも『一般的には行わ
ないよう提案する』とあります。

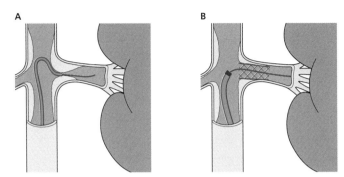

図 3.1　動脈硬化性腎動脈狭窄症に対する血行再建
A：ガイドワイヤーの通過，B：ステントの留置

陣内：その一方で，観察研究で報告されているように，実臨床では血行再建術により腎機能の改善を認めたりする症例を経験することも事実ですよね。臨床試験のなかには，「明らかに再建したほうがよいと考えられる症例」を除外しているものもあります。

椎家：再建する先生方の立場をより反映した，前述の末梢動脈疾患ガイドラインでは，『薬物療法でコントロール困難な高血圧，腎動脈狭窄による心不全の既往，両側腎動脈狭窄による進行性腎機能障害等の場合は経皮的腎動脈形成術（percutaneous transluminal renal angioplasty：PTRA）が考慮される』とされています。米国では「床屋に行ったら髪を切る（注：たとえ切る必要がなくても，床屋が「髪を切る必要はない」ということはまずない）」ともいいますし，注意は必要ですが，「餅は餅屋」なことも事実ですからね。狭窄病変の評価や術者の熟練度などを考慮し，症例を選んで行うことが大事です。実際，PRTA が著効した症例を経験しますから。

椎家：最後に，狭窄と直接は関係ないですが，腎動脈への機械的アプローチとしては腎交感神経焼灼術（renal denervation）も要注目です。

陣内：代表的な Symplicity Spyral™の効果を調べた 2014 年の Symplicity–HTN3 試験[2]では，対照群でも血圧が下がったため有意差が出ませんでしたよね。それで話は終わったと思っていましたが…。

椎家：高血圧に対する根治的治療ですからニーズは高いですし，原理そのものは証明されていますから，その後も各社が競って開発していて，2023 年 11 月には FDA が認可しています。こちらも狭窄病変の評価や術者の熟練度などを考慮して，症例を選んで行うことになりそうですね。

参考文献

1. Hoffmann U, Edwards JM, Carter S, et al. Role of duplex scanning for the detection of atherosclerotic renal artery disease. *Kidney Int.* 1991；39 (6)：1232-1239. PMID：1895675
2. Bhatt DL, Kandzari DE, O'Neill WW, et al. A controlled trial of renal denervation for resistant hypertension. *N Engl J Med.* 2014；370 (15)：1393-1401. PMID：24678939

4 糖尿病関連腎臓病

ざっくりいうと「**糖尿病＋CKD＝DKD**」

椎家：糖尿病関連腎臓病（diabetic kidney disease：DKD）は比較的新しい概念です。定義の柱は2つで，1つめは当然ながらCKDと診断されることです。そして2つめは，臨床的に糖尿病がその主な原因と考えられることです。問題は2つめです。「臨床的に」と「主な」がポイントだと思います。「臨床的に」は，腎生検は必要ないという意味でしょう。

陣内：腎生検は，糖尿病性網膜症がないですとか，尿に血尿や円柱が目立つなどの理由で，別の原因を除外する必要がないと，なかなかやらないですね。

椎家：そうですね。次の「主な」ですが，困るのは高血圧も合併していて蛋白尿が少ない，またはない場合でしょう。糖尿病性腎症は尿蛋白が多く，病初期は過剰濾過でeGFRが保たれると教わっていますから。表4.1の糖尿病性腎症病期分類[1]でいう，表の黒字を1期，2期…とたどって5期に至るケースですね。

表4.1 糖尿病性腎症病期分類 (2014年改訂)

eGFR ＼ アルブミン尿	<30 mg/gCr	30〜299 mg/gCr	≧300 mg/gCr
≧30 mL/min/1.73 m²	1期 →	2期 →	3期 ↘
<30 mL/min/1.73 m²	4期	4期	4期 ↘
透析療法中	5期	5期	5期

文献1を元に作成

　今でも，透析に至った患者さんの原因を推定するのに腎臓が萎縮しているかを見る医師は多いと思います。大きさが保たれていると，糖尿病性腎症だったかもしれない，というわけです。

陣内：ええ。その一方，疫学研究などから，表の色字のように尿蛋白が多くないのに進行する患者さんもたくさんいることがわかってきています。従来の典型的な糖尿病性腎症とは全く異なるパターンで，機序的には糖尿病というよりは高血圧が主体と考えられています。高血圧性腎症は蛋白尿が少なく，腎臓が硬化して徐々に eGFR が低下していく，と教わりました。

椎家：はい。そして DKD は，典型的な糖尿病性腎症に，今いったパターンを加えた概念です。大まかには，「糖尿病のある CKD，ただし腎炎や多発性嚢胞腎など原因が明らかな場合を除く」と考えてよいでしょう。

微量アルブミン尿＝血管傷害のサイン＝「微量」ではない！

椎家：本題に入りましょう。CKD ガイドラインには『DKD 患者では定期的な測定は予後判定に有用であり，尿アルブミン測定は推奨される』とあります。実は私はあまり測っていません。尿蛋白を g/gCr で測ることで済ませてしまうものですから。CKD のヒートマップでも，アルブミン尿区分 A1（＜30 mg/gCr）は蛋白尿＜0.15 g/gCr，A2（30〜299 g/gCr）は 0.15〜0.49 g/gCr で代用できると書かれています。

陣内：どちらかというと，代謝内分泌内科の糖尿病をみる先生方がスクリーニングで定期的に測る検査ですよね。2019 年の糖尿病診療ガイドラインでもグレード A で推奨されていますし。試験紙法（−）例の約 8 ％，（±）例の 23 ％で微量アルブミン尿が見られたという報告もありますから，定量する意義は大きいと思います。

椎家：『予後判定に有用』とあるように，微量アルブミン尿は心血管系イベントのリスク因子です。全身の血管が圧ストレスや炎症などさまざまな要因で傷害されているのを，たまたま尿で検知している，ということですね（図 4.1）。また，これは糖尿病に限った話ではありません。

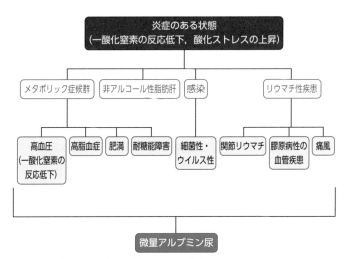

図 4.1　微量アルブミン尿は炎症の指標
（文献 2 より許可を得て転載）

陣内：腎臓内科医は蛋白尿の 1 つとしか認識していないか
もしれませんが，微量アルブミン尿は炎症のマーカーでもあり
ますからね。CKD 外来で蛋白尿が 0.3〜0.4 g/gCr の患者
さんに「蛋白尿は出ていますが，少ないから様子を見ていて
もよいでしょう」などといってはいけないことになりますね…！

椎家：そうですね，微量アルブミン尿も出ているでしょうか
ら。そもそも，微量という呼び名が重要性を低く見積らせてい
る気がします。2012 年版の KDIGO ガイドラインでは，30
mg/gCr 未満を"正常〜軽度増加アルブミン尿"，30〜299
mg/gCr を"中等度増加アルブミン尿"，300 mg/gCr 以上
を"重度増加アルブミン尿"に改名することが提唱され，現
在作成中の改訂版でも引き継がれる見込みです。

陣内：う…確かに，微量だから無視していいということでは
ありませんよね。いやはや，勉強になりました。今後は"中等
度増加アルブミン尿"にも注目していこうと思います。

利尿薬あれこれ

では次に，DKD患者への利尿薬の使用について考えてい
きましょうか。CKDガイドラインには『ループ・サイアザイド
に十分なエビデンスはない。尿アルブミンの改善を考慮した
場合，MRAの使用を提案する。体液過剰が示唆される場合
にループ利尿薬は提案する』とあります。

ループ利尿薬

椎家：まずはループ利尿薬からいきましょう。糖尿病性腎症
といえば，体液過剰になりやすく，他の疾患が原因のCKD
に比べて高めのeGFRで透析依存になるイメージがあります。
ですから，その際にループ利尿薬が使われるというのは理解
できます。

ただ，エビデンスはないかもしれません。腎臓内科医の
やっている実地臨床の現状，といったところでしょう。これを
取り上げられたらDKDやCKD4/5期の診療はだいぶん困
ると思います（笑）。

陣内：その一方で，近年はループ利尿薬の害が循環器内科
から問題提起されるようになりましたよね。1）効果が薄れた
ときに，かえってナトリウム再吸収が亢進する，2）RAA（レニ
ン-アンジオテンシン-アルドステロン）系の亢進や線維化が増
悪する，などです。循環器領域の代替薬はバプタンなどのバ

ソプレシン受容体拮抗薬ですが，今はまだ進行した DKD・CKD でのデータが不足している感もあります。今後，よりエビデンスに基づいた適正使用につながるとよいですね。

サイアザイド系利尿薬

陣内：DKD・CKD 患者さんの利尿薬といえば，トルバプタンもさることながら，今更ながらサイアザイドが注目されていますよね。多くの腎臓内科医は GFR が低下するとループ利尿薬に変更してしまいますが，eGFR 30 mL/min/1.73 m^{2}未満でもサイアザイド系利尿薬の利尿・降圧効果が保たれていたというスタディがでました。

椎家：2021 年に発表された CLICK 試験[3]ですね。CKD4 期の患者さんで，約 3 種類の降圧薬に関わらず管理不良な高血圧をもつ160 人にクロルタリドンとプラセボを投与したところ，介入群で 12 週後の収縮期血圧が 11.0 mmHg 下がりました。なお，約 7 割が糖尿病合併患者さんで，約 6 割がループ利尿薬を内服していました。

　対照群では 0.5 mmHg ですから有意な結果ですね。また，介入群では体重と NT-proBNP 値が減っていたので，利尿効果もあったと考えられます。ループ利尿薬にサイアザイドを追加すると，ループで再吸収されなかった Na$^+$ が遠位尿細管で再吸収されるのをブロックできるというのは有名な話ですが（図 4.2 参照），この試験では併用しない群でも介入群で血圧が有意に下がっていました。

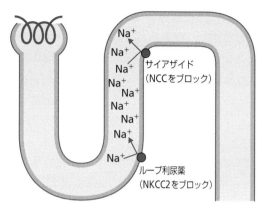

図 4.2　ループ利尿薬とサイアザイドの相乗効果

陣内：ただし，安全性では低カリウム血症やAKIが多かったので，そこは注意ですね。なお，サイアザイドで有名な低ナトリウム血症の頻度は同程度でした。

　ところで，クロルタリドンとは聞きなれない名前ですが，これは日本にはありませんよね？

椎家：ええ，ありません。サイアザイド系のなかでは作用の強いほうで，日本で使える薬ではインダパミドが一番それに近いです。腎臓内科医はHCTZ（ヒドロクロロチアジド）に勝る薬だと信じていますが，2022年に発表された，高齢の高血圧患者さんを対象に両者を比較したDCP（diuretics comparison project）試験では，心血管系イベントと非がん死亡に有意差はなかったので，何ともいえません。

陣内：CLICK試験といえば，介入群で蛋白尿が減少傾向でしたよね。血圧が下がるだけでなく蛋白尿が下がるなら，

RAS 阻害薬のように腎保護効果が期待できますが，有意差はなかったですし，観察期間も短いので何ともいえません。微妙なところですが，故きを温ねて新しきを知るの精神で，きちんとした長期間の試験をやってくれる人がいるといいなと思います。

MRA

陣内：次に MRA（mineralocorticoid receptor antagonist：ミネラルコルチコイド受容体拮抗薬）を見てみましょう。われわれの業界はこの話題で持ち切りですよね，昨日も新薬のウェブ講演会がありました。さて，CKD ガイドラインを見ますと『尿アルブミンの改善を考慮した場合，DKD で提案される』とあります。DKD なのは，先に（第 2 章）お話した FIDELIO-DKD 試験が糖尿病患者さんに限定しているからでしょう。そういえば，この試験でアルブミン尿はどれくらい低下したのですか？

椎家：30％程度の改善が見られました。ただ，サブ解析で腎予後が有意に改善したのは，アルブミン尿が約 800 mg/gCr 以上（蛋白尿では約 2 g/gCr 以上）の群だけでしたが，RAS 阻害薬を使っても蛋白尿が多くて「このままだと進行します」というしかなかった CKD 患者さんに選択肢として提案できるようになったことは良い知らせですね。

椎家：ところで MRA もいろいろありますが，いわゆる "クラスエフェクト" と "ドラッグエフェクト" の問題もお話ししなければなりません。丹精込めて新薬のデータを出した側からすれば，安価な同じクラスの薬を処方してほしくはないのはわかり

ます。しかし，保険診療や患者負担を考えれば，安価で同じ
クラスの薬にしてくれたほうが有難いでしょう。

陣内：そうですね。現在日本では，"ステロイド型"のスピロ
ノラクトンとエプレレノン，"非ステロイド型"のエサキセレノン
とフィネレノン，以上 4 種類の経口 MRA が認可されていま
す。非ステロイド型ではさらにアパラレノンと KBP–5074 が治
験中なほか，アルドステロン合成阻害薬という新しいクラス
の薬，バクスドロスタットも治験されています。

椎家：まず"クラスエフェクト"ではっきりしているのは，蛋白
尿を減らすことですね。「微量アルブミン尿または蛋白尿を伴
う糖尿病」で禁忌となっているエプレレノンも，高カリウム血
症を起こしやすい懸念からそうなっているだけで，蛋白尿を
減らす効果は確認されています。
　次に腎予後ですが，はっきり RCT で示されたのはフィネレ
ノンだけです。ただ，2022 年に日本から発表された報告で
は，スピロノラクトン，エプレレノン，カンレノ酸の使用が腎
代替療法開始のリスク低下と相関していました[4]。一施設の
後方視研究ではありますが，逆確率重み付けなどで解析し
ていますから，一定の説得力はあります。

陣内：危険性といえば高カリウム血症ですが，こちらも多か
れ少なかれどの薬にもある副作用といってよいでしょう。た
だ，プロトタイプのスピロノラクトンには，RALES 試験後に誰
もがこぞって使用した結果，高カリウム血症の頻度が激増し
たという報告がある一方，フィネレノンは治験で高カリウム血
症を起こしにくかったことが知られています。

椎家：私はスピロノラクトンで痛い経験をしたことがあります
し，高カリウム血症の頻度がフィネレノンよりも多いという間接
的なデータもあるので，「蛋白尿のあるCKDに対して」
ACEI/ARBに追加するMRAはフィネレノンの一択です。
2022年に発表された米国糖尿病学会（ADA）と国際腎臓
学会（KDIGO）の合意も非ステロイドMRA一択ですから。

陣内：私はスピロノラクトンでも血糖管理や炭酸水素ナトリ
ウムなどで高カリウム血症を予防できますので，薬価が問題
になる患者さんなどには，エビデンスの有無やリスクを患者
さんに説明したうえでスピロノラクトンを試みることもありま
す。添付文書上も禁忌ではありませんし，日本のガイドライン
は"一択"とまでは断言していませんので。

椎家：「同意できないことに同意する」ですね（笑）。いいで
しょう，では次の話題へ進みましょうか。

DKD＋顕性アルブミン尿＝HbA1c 7.0％未満は目安

椎家：血糖の管理は必ずしも腎臓内科医の守備領域ではあ
りませんが，とても気になりますね。CKDガイドラインを見て
みますと『顕性アルブミン尿を呈するDKD患者の血糖管理
は一律の推奨は難しいが，目標値の目安としてHbA1c
7.0％未満を提案（細小血管合併症の発症・進展抑制のた
め）。ただし，臨床的背景を考慮して判断する』とあります。

陣内：微量アルブミン尿であれば，7.0％というのは合併症
予防の目標としてエビデンスも確立していますからね。2013

年の『熊本宣言』も同じ趣旨でした。しかし，顕性アルブミン尿となると，一律の推奨は難しいのですね。顕性アルブミン尿の DKD 患者さんに限定した試験はないそうですし，一部の患者さんが含まれた試験の結果もバラバラだったそうです。

椎家：顕性アルブミン尿の DKD 患者さんで HbA1c を 7.0％未満に管理することで得られる利益がはっきりいえないのなら，やはり「目安」としかいいようがないでしょうね。DKD 患者さんはクレアチニン（eGFR）やカリウム値と同じくらい HbA1c も気にされますから，これからは 7.0％台でがっかりしている方にも「目安ですから」といってあげられるかもしれませんね。

陣内：そうですね。また，『臨床的背景を考慮して判断する』も，その通りといった感じですね。糖尿病診療ガイドラインは罹病期間・臓器障害・低血糖リスク・サポート体制・認知機能・ADL などを考慮するよう求めていますし，特に高齢患者さんにおいては，8.0％未満や 8.5％未満といった，より安全で現実的な目標が設定されていますよね。外来で糖尿病科医に併診してもらっていることもありますが，わりと大らかに血糖管理しているなあ，という印象です。

ワンポイント：HbA1c とグリコアルブミン（GA）
陣内：HbA1c といえば，特に CKD4/5 期では正確性が減るという話も有名です。ヘモグロビン値が腎性貧血やその治療で変動するようになるためで，透析患者さんではグリコアルブミン（GA）を指標とするように透析学会ガイドラインでも推奨されているかと思います。

ただ，尿が出ている保存期 DKD 患者さんの場合，アルブミン尿が多ければ血清アルブミン値も変動してしまいますよね。だからでしょうか，今回のガイドラインにも，どんなときにどちらを使いましょう，という使い分けの推奨は載っていませんね。

椎家：HbA1c 7.0％というのは，GA で何％くらいなのでしょうか？　以前は3倍といわれていましたが…（調べる）…最近はそれより低いようです。色々近似式があるのですが，2015年に発表された，日本のコホートから作られたものを用いると，18.6％ですね。

陣内：3倍ではなかったのですね。その患者さんでどうか，という意味では時々両方測ると比較できるかもしれませんね。ちなみに，DKD 患者さんでは，GA から算出した HbA1c よりも実測の HbA1c のほうが低い，つまり過小評価になる傾向があるそうです。

DKDの糖尿病薬その1：メトホルミン＋SGLT2阻害薬，その2：GLP-1受容体アゴニスト

椎家：目標が何であれ，どうやって治療するかですが，2022年に発表された KDIGO ガイドラインでは GLP-1受容体アゴニスト（GLP-1RA）と SGLT2阻害薬の2クラスが大幅に格上げされています（図4.3）。どちらも，血糖降下作用とは独立した腎保護作用がありますからね。

```
生活習慣改善
      ↓
第1選択薬：
メトホルミン
（ただし，eGFR45 mL/min/1.73m²未満で減量，
30 mL/min/1.73m²未満で中止）
      +
SGLT2阻害薬
（ただし，eGFR20 mL/min/1.73m²未満で開始しない，
透析依存で中止）
      ↓
心血管系リスクの低下を意図した第2選択薬：
GLP-1受容体アゴニスト
      ↓
他の薬：
DPP4阻害薬・インスリン・スルホニル尿素薬・
チアゾリジン・αグルコシダーゼ阻害薬など
```

図 4.3　腎臓内科医のための血糖降下薬：SGLT2 阻害
薬と GLP-1 受容体アゴニスト

（文献 7 を元に作成）

　まずは GLP-1 受容体アゴニストのお話をしましょうか。どう
ですか，ご自分で処方していますか？

陣内：私は，あまりしていません。腎保護の薬というより，心
血管系疾患予防と肥満治療の薬というイメージが強いもの
ですから。注射薬なこともあって，非糖尿病科医としては，
SGLT2 阻害薬先行になってしまいます。

椎家：処方経験がある腎臓内科医は現段階では少ないで
しょうね。そこまで手が回っていないというか…。GLP-1 受

容体アゴニストのエビデンスといえば，まず思いつくのは 2016 年に発表されたリラグルチドが対象の LEADER 試験[6] ですが，確か腎予後は副次評価項目でしたよね。

陣内：翌年に長期成績が発表され，介入群では微量アルブミンの新規発症・Cr 値の倍加・腎代替療法・腎関連死を含めた複合アウトカムが有意に少なかったことがわかりました。ただし，平均観察期間が 3.8 年にも関わらず，個別で有意差があったのはアルブミン尿だけでした。現時点で，腎保護については SGLT2 阻害薬と同格とはいえない印象です。

椎家：それで，上記の扱いなのでしょうね。現在，セマグルチドで腎予後の機序と成績を調べる REMODEL 試験と FLOW 試験が進行中ですし，おそらく有効性が示されると推察されますから，結果が待ち遠しいですね。ポジティブな結果であれば，RAS 阻害薬，SGLT2 阻害薬，MRA に続いて，DKD における腎保護の 4 本目の柱になりますね。

陣内：ええ。肥満の治療薬でもありますから，今後は糖尿病以外の CKD 患者さんへの腎保護効果も期待されます。多くが注射製剤なこと，経口製剤は服用後の飲水を控えることなど，注意点も多いですが，いずれは腎臓内科医が処方するようになるかもしれません。あ，肥満についても，また後ほど（第 7 章参照）。

椎家：はい。ただ，現状はメトホルミンと SGLT2 阻害薬に何を追加するか，迷うところですね。使い分けの表が

表 4.2　DKD の治療薬の使い分け

背景 ＼ クラス	好ましい	好ましくない
心血管系疾患の高リスク	GLP-1RA	
強力な降下作用を期待	GLP-1RA インスリン	DPP4 阻害薬 チアゾリジン α グルコシダーゼ阻害薬
低血糖を避けたい	GLP-1RA DPP4 阻害薬 チアゾリジン α グルコシダーゼ阻害薬	スルホニル尿素薬 インスリン
注射を避けたい	DPP4 阻害薬 スルホニル尿素薬 チアゾリジン α グルコシダーゼ阻害薬 経口 GLP-1RA	GLP-1RA インスリン
体重を減らしたい	GLP-1RA	スルホニル尿素薬 インスリン チアゾリジン
低コスト	スルホニル尿素薬 チアゾリジン α グルコシダーゼ阻害薬	GLP-1RA DPP4 阻害薬 インスリン
eGFR15 未満・透析依存	DPP4 阻害薬 インスリン チアゾリジン	スルホニル尿素薬 α グルコシダーゼ阻害薬
心不全	GLP-1RA	チアゾリジン

GLP-1RA：GLP-1 受容体アゴニスト。
文献 7 を元に作成

KDIGO ガイドラインに載っていましたから紹介しましょう[7]。

陣内：ありがとうございます。糖尿病科医のフリをするつもりはありませんが，おや？と思うところもありますね。eGFR 未満・透析依存の患者さんに体液貯留傾向のあるチアゾリジンは避けたいですし，αグルコシダーゼ阻害薬は腎排泄ではないので使いやすい気もします。

椎家：確かに。αグルコシダーゼ阻害薬は，リン吸着薬などとの併用で消化器症状が起きやすいことを懸念しているのかもしれませんね。そういえば表にはグリニドがありませんが，こちらも eGFR 低下例や透析依存患者さんによく使いますね。

SGLT2 阻害薬にも限界とリスクはある

椎家：さて，真打の SGLT2 阻害薬ですね。2013 年にカナグリフロジンが米国 FDA に認可された時に「こんな薬があるのか！」と衝撃を受けたものですが，10 年ひと昔とはよくいったものですね。そのカナグリフロジンのランドマーク試験 CREDENCE[8] から 4 年，ダパグリフロジンの糖尿病を合併しない CKD 患者さんを対象にした DAPA-CKD 試験[9] から 3 年…。

椎家・陣内：…（しばし感傷に浸る）

陣内：これだけで 1 冊本が書けますね。さて，ガイドラインには『DKD 患者に対する SGLT2 阻害薬の投与は腎予後の改善が期待されるため，推奨する』とあります。腎臓領域で

の SGLT2 阻害薬の使用は DKD に限らず CKD 全般に広がっています（第 11 章参照）が，ここはあえて批判的に，有効性の限界と安全性の話をしましょうか。

椎家：そうですね。猫も杓子も状態になると，お薬屋さんにとってはゴールドラッシュかもしれませんが，保険者にとっては悪夢ですし，限界を知らずに使うと無効な治療になりかねませんからね。

陣内：ええ。安全性もまたしかりですね。私たち医療者としても，重大事故が多発したために却ってマーケットから引き上げられる，なんて事態は避けたいですからね。まずは有効性から見ていきましょう。RAS 阻害薬のパラダイムに慣れ切った私としては，蛋白尿の有無が有効性にどう影響したかが気になります。

椎家：すべてのスタディを挙げることはできませんが，CREDENCE 試験はアルブミン尿 300 mg/gCr 以上，DAPA-CKD 試験は 200 mg/gCr 以上が対象でしたので，エビデンスという意味では限界でしょう。ただ，それ未満の群を除外したというよりは，あえて CKD 進行高リスク群として設定したのだと思います。

陣内：アルブミン尿のない，あるいは少ない患者さんが多く含まれた CANVAS，DAPA-HF，EMPA-REG 試験などは，本来心血管系イベントを調べたものですが，腎アウトカムもおおむね有意に低下していましたよね。また，日本のリアルワールドデータでも蛋白尿の有無にかかわらず有効性が確

認されているそうです。

椎家：では次に，eGFR が既にかなり低下している患者さんへの有効性はどうですか。腎機能障害がかなり進行して初めて腎臓内科に紹介されてくる患者さんに，SGLT2 阻害薬を開始する意義があるのが悩むことがあります。理論上は，血糖降下作用は減弱しても腎保護作用は残るはずですが…。

陣内：CREDENCE が 30 mL/min/1.73 m^2 以上，DAPA-CKD が 25 mL/min/1.73 m^2 以上，そして 2022 年に発表されたエンパグリフロジンの EMPA-KIDNEY[10) が 20 mL/min/1.73 m^2 以上と，年を追って試験の対象 eGFR 下限が下がり，そのたびに有効性が確認されています。今は『20 mL/min/1.73 m^2 未満で始めない』ですが，今後は引き下げられるかもしれません。

椎家：そうですか。一休和尚みたいで恐縮ですが，「始めない」ということであって，すでに内服していればやめなくてよいともいえますね。末期腎不全患者さんでも，残腎機能を維持できるに越したことはないですから。これについては CKD ガイドラインでも『今後の検討課題』としています。

陣内：そうですね。では次に，安全性について見てみましょう。まずは正常血糖ケトアシドーシス（euglycemic diabetic ketoacidosis：eDKA），感染，足切断，骨折などが思いつきます。足切断と骨折は，一部の試験で多かったものの，他では見られていないようです。感染は主にカンジダ症ですが，致死的な尿路由来の菌血症（urosepsis）やフルニエ壊疽も

報告はあるようですね。

陣内：処方前に泌尿器科の病歴と膿尿・細菌尿の有無は確認したほうがよいでしょうね。eDKA はどうですか？ 確か，SGLT2 阻害薬を内服すると，グルカゴン過剰となることが関係していましたよね。グルカゴン過剰状態では肝細胞で β 酸化によってアセチル CoA がたくさん作られ，結果的にアセト酢酸（ケトン）がたまりやすい環境になります。要するに**SGLT2 阻害薬は，「尿中に糖を排泄することで体内を少し異化に傾ける薬」**といえます。

椎家：インスリンはグルカゴンと拮抗しますから，SGLT2 阻害薬の開始時に低血糖を恐れてインスリンを中止してしまったために発症した例が発売当初は多かったようですね。また飢餓状態でもケトーシスになりますので，絶食になる周術期には 3 日前からの休薬が推奨されています。

陣内：おっしゃる通りです。eDKA はメトホルミンの乳酸アシドーシスと同様，弁慶の泣き所の感がありますね。日本の添付文書では，『ケトーシスの患者は禁忌』で，「ケトーシスを起こした患者」とはいっていませんが。DKA を起こしてしまうと，再チャレンジする勇気はなかなか出ないですね。

椎家：また，糖というカロリーを尿からオフする薬ですから，体重が減ります。そのおかげで肥満の方は体脂肪も脂肪肝も減ります。ただし，同時に筋肉も減ってしまいますから，高齢者などサルコペニアが心配な患者さんにはお勧めしにくいですね。

陣内：ええ。その一方で，体重減少を期待して処方したのに患者さんから「減らないんですけど…」といわれることもあります。リアルワールドの経験ですね。

DKD の集学的治療を支える人財を活かそう

陣内：糖尿病患者さんにおいても DKD 発症・進行抑制のために集学的治療は大事ですね。ガイドラインでも血圧，脂質異常，禁煙や運動といった生活習慣の改善が推奨されています。ですから異論はないのですが，あえてお話しするなら「言うは易く行うは難し」ということでしょうね。

椎家：ありがとうございます，私もそれを考えていました。先にで触れた J–DOIT3 研究（第 2 章）にしても，医師だけでなく看護師さん，栄養士さんの多大な尽力をいただいていますし，血圧計など患者さんにお貸ししていますからね。

陣内：ええ，それでも多職種介入をする施設は増えている印象です。毎年約 700 名の糖尿病療養指導士が新たに誕生しているほか，2017 年からは腎臓病療養指導士の認定も始まっていますからね。せっかく資格を取った人材がいるのに活かしきれていないのでは，宝の持ち腐れになってしまいます。

椎家：徳川家康の『宝のなかの宝といふは，人材に如くはなし』，武田信玄の『人は城，人は石垣，人は堀』を見習いたいですね。そういえば，生活習慣についてはガイドラインも力を入れていて，そのために 1 章分を割いています。このあたり，われわれもあとで詳しく取り上げましょう（第 6 章参

照）。

参考文献

1. 糖尿病性腎症合同委員会. 糖尿病性腎症病期分類 2014 の策定（糖尿病性腎症病期分類改訂）について. 日腎会誌 2014；56（5）：547-552.

2. Bakris GL, Molitch M. Microalbuminuria as a risk predictor in diabetes：the continuing saga. *Diabetes Care*. 2014；37（3）：867-875. PMID：24558077

3. Agarwal R, Sinha AD, Cramer AE, et al. Chlorthalidone for Hypertension in Advanced Chronic Kidney Disease. *N Engl J Med*. 2021；385（27）；2507-2519. PMID：34739197

4. Oka T, Sakaguchi Y, Hattori K, et al. Mineralocorticoid Receptor Antagonist Use and Hard Renal Outcomes in Real-World Patients With Chronic Kidney Disease. *Hypertension*. 2022；79（3）：679-689. PMID：35026955

5. de Boer IH, Khunti K, Sadusky T, et al. Diabetes Management in Chronic Kidney Disease：A Consensus Report by the American Diabetes Association（ADA）and Kidney Disease：Improving Global Outcomes（KDIGO）. *Diabetes Care*. 2022；45（12）：3075-3090. PMID：36189689

6. Marso SP, Daniels GH, Brown-Frandsen K, et al. Liraglutide and Cardiovascular Outcomes in Type 2 Diabetes. *N Engl J Med*. 2016；375（4）：311-322. PMID：27295427

7. Kidney Disease：Improving Global Outcomes（KDIGO）Diabetes Work Group. KDIGO 2022 Clinical Practice Guideline for Diabetes Management in Chronic Kidney Disease. *Kidney Int*. 2022；102（5S）：S1-S127. PMID：36272764

8. Perkovic V, Jardine MJ, Neal B, et al. Canagliflozin and Renal

Outcomes in Type 2 Diabetes and Nephropathy. *N Engl J Med*. 2019；380（24）：2295-2306. PMID：30990260

9. Heerspink HJL, Stefánsson BV, Correa-Rotter R, et al. Dapagli-flozin in Patients with Chronic Kidney Disease. *N Engl J Med*. 2020；383（15）：1436-1446. PMID：32970396

10. The EMPA-KIDNEY Collaborative Group. Empagliflozin in Patients with Chronic Kidney Disease. *N Engl J Med*. 2023；388（2）：117-127. PMID：36331190

11. 三好秀明. SGLT2 阻害薬を 1 型糖尿病患者にどのように使用すべきか？　内分泌・糖尿病・代謝内科 2019；46（6）：442-451.

5 脂質異常症・高尿酸血症

CKD 患者の高尿酸血症：そもそも，治療は必要なの？

椎家：さて，高尿酸血症，それも CKD 患者さんの無症候性の高尿酸血症についての話をしましょう。CKD において高尿酸血症は全死亡，CVD，腎機能障害の進行の危険因子です。しかし，尿酸値を下げればそうしたリスクを低下させることができるかというと，そうも言い切れないのが難しいところで，とてもコントロバーシャルな話題です。

　「こういう点では治療するべき」「こういう点では治療するべきでない」という根拠を少し詳しく見ていきますが，その前に，CKD ガイドラインを確認しておきましょう。

陣内：はい。ガイドラインには『高尿酸血症を有する CKD 患者に対する尿酸低下療法は腎機能悪化を抑制する可能性があり，行うよう提案する』と記載されています。

椎家：この記述は，『高尿酸血症・痛風の治療ガイドライン第 3 版 2022 年追補版』に準じています。腎障害などの合併症がある場合には，血清尿酸値 8 mg/dL 以上で生活指導をしたうえで薬物治療が推奨されています（図5.1）。ここで参考までに，海外の治療アルゴリズムもあわせて見ておきましょうか（図5.2）。

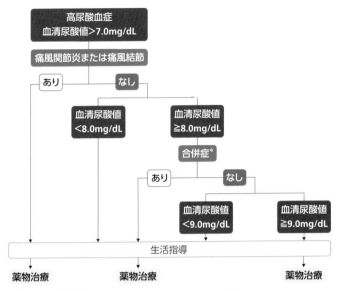

図 5.1 日本の高尿酸血症の治療アルゴリズム
＊腎障害，尿路結石，高血圧，虚血性心疾患，糖尿病，メタボロックシンドロームなど（腎障害と尿路結石以外は尿酸値を低下させてイベント抑制を検討した大規模介入試験は未施行である。このエビデンスを得るための今後の検討が必要となる。）（文献 1 より）

　ガイドラインの話が出たついでなのですが，無症候性の高尿酸血症に対する薬物治療という観点からは，日本のガイドラインはとても特殊といいますか，先進的といえますね。Up ToDate を見てもわかりますが，米国では "hyperuricemia is NOT a disease" という考え方がいまだに主流で，血清尿酸値が 10 mg/dL でも無症候性であれば尿酸降下薬による治療はしませんし，CKD 患者さんの高尿酸血症も無症候性であれば同様です。日本と米国での実地臨床が大きく異なる領域の 1 つかと思います。

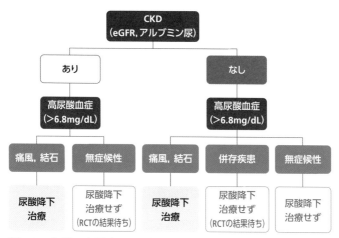

図5.2　海外の高尿酸血症の治療アルゴリズムの一例
（文献2より）

　さて，尿酸と腎障害を起こす機序について見てみましょう。機序は大きく2つに分けられます。1つめの機序は痛風腎に代表される尿酸塩の沈着によるもの，そして2つめは血管障害によるものです（図5.3）。

陣内：1つめについては腎生検をしないとわからないでしょうし，2つめも高血圧や加齢による血管障害と区別は難しいと思います。ただ，ミラーイメージである腎性低尿酸血症と，その合併症である運動後の急性腎障害を考えると，尿酸は抗酸化ストレス作用と深く関係していることがわかります。腎性低尿酸血症は URAT1（urate transporter 1）などのトランスポーターの異常で尿細管から尿酸が再吸収できず，尿酸値が低い病態です。運動後に起きる腎臓の痛みと急性腎障害は，酸化ストレスの増加に対処できず腎血管が攣縮するこ

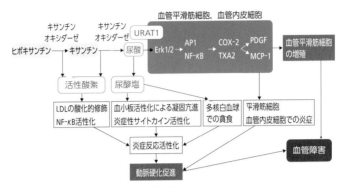

図 5.3　高尿酸血症による血管障害
高尿酸血症による血管障害は 1）尿酸トランスポーター URAT1 を介し，血管平滑筋細胞や血管内皮細胞に取り込まれた尿酸が炎症を惹起したり，2）キサンチンオキシダーゼにより活性酸素が産生されることで起こる。（文献 3 より許可を得て転載）

とによるものと想定されています。

椎家：では，その治療についてのエビデンスを見ていきましょう。まず観察研究ですが，高尿酸血症があると CKD を発症するオッズ比が高いことや CKD が進行するオッズ比が高いことが報告されています。介入研究によるエビデンスはどうでしょうか？

陣内：代表的な RCT である FEATHER，CKD–FIX，PERL，FREED について表にしてみました。

表 5.1　高尿酸血症と CKD に関する代表的な RCT

試験名	FEATHER	CKD-FIX	PERL	FREED
発表年	2018	2020	2020	2022
参加国	日本	オーストラリア	米国, カナダ, デンマーク	日本
患者数	443 人	369 人	530 人	1070 人
CKD	CKD3	CKD3〜4*	40〜99.9 mL/min/1.73 m^2	CKD3
ベースラインの尿酸値	7.0〜10.0 mg/dL（平均 8.2 mg/dL）	なし（平均 6.1 mg/dL）	4.5 mg/dL 以上	7.0〜9.0 mg/dL
介入群	フェブキソスタット（10→40 mg/d）	アロプリノール（100 mg/d）	アロプリノール（100〜400 mg/d）	フェブキソスタット（10→40 mg/d）
対照群	プラセボ	プラセボ	プラセボ	なし
主要評価項目	eGFR 変化量（1 年あたりの）	eGFR 変化量（2 年間の）	GFR**	複合エンドポイント***
その他			1 型糖尿病	65 歳以上

＊アルブミン尿あり，eGFR 低下率 3 mL/min/1.73 m^2/年以上。
＊＊ベースライン値で補正，iothalamate（イオヘキソール）で測定。
＊＊＊腎のエンドポイントは微量アルブミン尿の出現，顕性アルブミン尿の出現，Cr 倍加，腎代替療法依存。

椎家：ありがとうございます。こうして見ると，だいぶん差があ
りますね。CKD-FIX と PERL は eGFR の低下率が 3 mL/
min/1.73 m^2/年以上とかなり進行の早い群を対象にしてい
ます。前者は「アロプリノールを 1 錠足してみた」，後者は
「尿酸値をとことん下げよう」という感じがしますね。

陣内：そうですね。FEATHER と FREED はどちらも日本のス
タディですが，前者が腎機能低下をメインに調べた RCT な
のに対して，FREED は脳梗塞や心不全など心血管系イベン
トを幅広く調べたプラセボ非対照の試験です。日本のスタ
ディがフェブキソスタットなのには，それが日本で開発された
薬であることと，アロプリノールの副作用に対する懸念が強い
ことが背景にありそうです。

椎家：たしかに。アルプリノールは忌避されている印象すら
あります。ただ、最も心配な副作用である重症薬疹（Ste-
vens-Johnson 症候群/中毒性表皮壊死症）については、近年
HLA-B*5801 との関連が判明しています。消化器内科の先
生方が炎症性腸疾患の患者さんにアザチオプリンを開始す
る前に調べる *NUDT15* 遺伝子多型解析のように、今後は治
療前に検査できるようになるかもしれません。さて、各スタディ
の結果はどうなってますでしょうか。

陣内：こちらです。

表 5.2　各 RCT における介入の結果

スタディ	FEATHER	CKD-FIX	PERL	FREED
尿酸値	有意低下	有意低下	有意低下	有意低下
アウトカム	有意差なし	有意差なし	有意差なし	有意差あり*

*アルブミン尿に有意差あり、Cr 倍加・腎代替療法依存に有意差なし。

椎家：なるほど、有意差があったのはプラセボ非対照の
FREED 試験だけで、そちらも腎機能低下については有意差
がなかったのですね。「Treat patients, not numbers（数字で
はなく、患者を治療しなさい）」と教わってきた私からすると、
これを受けて「治療しましょう」とは言いづらいです…ただ、
実地臨床では日本の腎臓専門医の多くは血清尿酸値が 8
mg/dL を超えていると尿酸降下療法を開始しているかと思
います。

陣内：それが肌感覚ですね。ただ、今回の改訂に際し、
CKD ガイドラインも最新版の高尿酸血症・痛風ガイドライン

に寄せたとはいえ『行うことを考慮してもよい』ですから，勧奨度は弱いですよね。

椎家：ええ。白を黒と言うわけにはいきませんので。ただ，あえて言うなら，注目すべきはFEATHER試験サブ解析でしょうか。確か，蛋白尿のない群，クレアチニン値が患者平均以下の群，CKD3a群では，1年あたりのeGFR変化量に差があるのみならず，群によってはeGFRが増加していました。

陣内：はい。ちなみに，FEATHER試験を少し詳しく説明しますと，これは痛風患者を除いて高尿酸血症を認める400人以上のCKD3の患者さんをフェブキソスタット群とプラセボ群に割り付けて約2年観察したものです。肝腎の結果ですが，尿酸値は有意に下がったものの，1年あたりのeGFR変化量に有意な差は認められませんでした。

椎家：FEATHER試験の結果はサブ解析の結果も考慮しますと，黒の中に白がある，陰陽図のようですね。これを受けて早期介入の重要性を説く向きもあります。ただ，そもそもプラセボ群でCKDの進行が認められなかったFEATHER試験で，軽症群のみが介入後にeGFRが上がった，というのは…どう解釈してよいかわかりませんが。

陣内：外来では，「あなたのような方では"使ったほうがよかった"というデータもあります」とはお伝えします。患者さんとしても，薬を使うと決まれば何年も内服しなければならないわけですから悩むところだとは思いますが…。
　論点が少しずれますが，このFEATHER試験ではプラセボ

群で CKD の進行が認められなかった点も注目したいです。プラセボ群で CKD が進行しないことには有意差がつきづらくなりますから。実際，プラセボ群で観察期間中に eGFR がしっかり低下している RCT に限れば，高尿酸血症の改善により CKD の進展抑制が認められることが指摘されていました。ただ，先ほどの NEJM に報告された CKD-FIX と PERL の 2 試験ではその限りではありませんでした。

椎家：なるほど。では次に，治療の実際を見ていきましょうか。大事な 2 つの問いは「どのように」「どこまで」治療するかですよね。1 つめですが，薬物療法もさることながら生活指導が基本です。高尿酸血症といえばプリン体を意識することが多いですが，ガイドラインの食事指導の項目には新たに果糖の摂取制限が加わっています。

　果糖は盲点の 1 つですよね。健常者に果糖が入っているジュースを飲ませると，1 時間後には血清尿酸値が顕著に上昇することは古くから知られています。果糖が細胞内のプリン体分解を促進するためで，そして増えた尿酸が持つ脂肪蓄積作用は類人猿だった私たちの祖先を飢餓から救ったという説もありますが，現代人にとってはメタボリック症候群の元ですね。薬はどうですか。最近は新薬も登場していますが。

陣内：はい。高尿酸血症は伝統的に，尿酸排泄低下型，腎負荷型（尿酸産生過剰型と腎外排泄低下型），混合型に分類されており，薬も産生を減少させるタイプと排泄を増加させるタイプに分けられます。もっとも，病型分類によって使用する薬剤を選択することを私はあまりしていませんね…。

椎家：CKD 患者さんでは，あまり深く考えずに，10 年程前に登場した非プリン型 XO 阻害薬としてフェブキソスタットとトピロキソスタットを使うことが多いでしょうか。

陣内：そうですね。尿酸生成抑制薬を使用すれば尿酸降下の目標値である 6.0 mg/dL を多くの患者さんで達成できますから。フェブキソスタット 40 mg/日で尿酸排泄低下型 CKD 患者の高尿酸血症についても約 70％ で 6.0 mg/dL 以下を達成できていた，という日本の研究があります（図 5.4）。

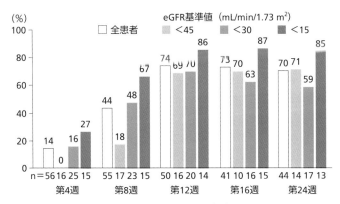

図 5.4　血清尿酸値 6.0 mg/dL 以下の達成率
（文献 4 より許可を得て転載）

椎家：ふむ，約 70％ ですか。では残りでは併用療法が必要ということですね。尿酸排泄促進薬は，ベンズブロマロンが肝障害の問題などで積極的に使いづらい側面がありましたが，最近は選択的尿酸再吸収阻害薬のドチヌラドも使用可能となりましたよね。

陣内：はい，先ほど出てきた URAT1 トランスポーターの選択的尿酸再吸収阻害薬です。SGLT2 阻害薬に続く尿細管領域の新規分子標的薬ですね。単剤で CKD 患者さんにおいて G3a 期で約 9 割，G3b 期で約 7 割弱が 6.0 mg/dL 以下を達成できることが報告されています。フェブキソスタットなどとの併用により，ほぼ全例で 6.0 mg/dL 以下を達成できると期待されます。ですので，併用療法は薬物療法の大きな流れになる可能性がありますね。

椎家：ところで高尿酸血症といえば，「尿酸値が下がればどの薬でもよいのか」「何を使って下げるのかも大事なのでは」という議論がありますよね。XO 阻害薬には尿酸降下によらない腎保護作用が想定されており，先ほどのスタディで PERL 試験が iothalamate GFR を用いていたのも，アロプリノールそのものによる腎血行動態への影響を排除するためです。また，FREED 試験は対照群にアロプリノールの使用を許しており，「フェブキソスタットがよかった」と言いたげですね。

陣内：2020 年には，フェブキソスタットとアロプリノールを比較した英国，スウェーデン，デンマークの FAST 試験が発表されました。心血管系疾患による入院と死亡で，フェブキソスタットのアロプリノールに対する非劣性が示されました。ただ，現段階ではあまり気にせず尿酸値が下がればよいと個人的には思っています。

椎家：最後に，その「どこまで」下げるかについてのお話ですね。まず，痛風では関節などに沈着している尿酸塩結晶の融解，消失が目標であり，尿酸の体液中での溶解限界と考

えられている 6.4 mg/dL よりも低い 6.0 mg/dL 以下に血清尿酸値を維持することが重要とされています。

　ただ，無症候性高尿酸血症の心血管・腎保護を目的とするならば，目標値の根拠はあまりないですね。そのため，痛風の治療目標をそのまま代用している，と。

陣内：そして目標値に関しては，男性と女性とで一緒でよいのかという議論もあります。もともと女性の血清尿酸値は男性よりも低いですし，女性の場合，男性よりも血清尿酸値が低い値から CVD および CKD の発症のリスクが高まりますので。

椎家：女性のほうがより下げる必要があるようにも思えますが，男性ですらどこまで下げたら下げ過ぎなのかしいうのもわかっていないわけですからね。

陣内：内服して血清尿酸値が 3 mg/dL 前後まで下がっている患者さんもいますが，その場合，私は減薬します。先ほどの腎性低尿酸血症の話もありますし，薬代に見合う利益が得られているかはわかりませんから。下げたほうがよい，というエビデンスが出てくれば別ですが。今後の研究が待たれます。

CKD 患者の脂質管理：まずは LDL をしっかり下げよう

椎家：高尿酸血症に引き続き，CKD 患者さんの脂質異常症についてお話ししましょうか。まず高 LDL 血症から見ていきましょう。なぜ高 LDL 血症を治療するのかというと，高尿酸血症と同様に，高 LDL 血症が CVD 発症，CKD 発症，そして CKD 進行の危険因子であるからです。

陣内：高 LDL 血症治療の第 1 選択はスタチン製剤ですね。CKD 患者は伝統的に多くの RCT の除外基準に入っていたことから，CKD 患者にスタチン製剤を使用して CVD 発症の抑制を見た RCT は，MEGA，SHARP，4D，AURORA と数えるほどです[5]。

椎家：少ないですね（笑）。ただ，少ないながらも，透析患者を対象とした試験の結果はネガティブでしたが，保存期 CKD 患者を対象とした試験の結果はポジティブだったことは非常に興味深いです。

陣内：末期腎不全になってからの介入では遅すぎる，ということでしょうか。確か，カナダの大規模な疫学調査でも，LDL コレステロール高値と CVD 発症リスクとの関連は eGFR が低くなるほど弱くなり，15 mL/min/1.73 m^2 からは関連がなくなると報告されています。

椎家：それもあるでしょうし，CKD が進行すると内膜粥状動脈硬化よりも中膜の異所性石灰化が問題になってくる，ということも言えるでしょう。石灰化が強い病変ですと，ドリルやカンナのような機械で削ってもらうこともありますから。これについては MBD の話で取り上げましょう（第 10 章参照）。
　いずれにせよ，保存期 CKD 患者を対象とした試験の結果はポジティブだったわけですから，今回ガイドラインがスタチン（±エゼチミブ）治療を『行うよう提案する』と書いたのは納得です。2023 年 KDIGO ガイドラインの草案でも，50 歳以上の G3a〜G5 期（ただし透析や移植を受けていない）患者さんにスタチン（±エゼチミブ）治療が推奨されています。

陣内：脂質低下療法で使用される薬ですが，スタチン，エゼチミブ，フィブラート系の3つが主流です。その治療目標ですが，動脈硬化性疾患予防ガイドライン2017年版ではCKD患者は冠動脈疾患発症の高リスク群に分類され，冠動脈疾患の一次予防を目的とする場合には，LDLコレステロール120 mg/dL未満が推奨されています。高尿酸血症と同様に，生活習慣の改善が基本ですが管理目標値に達しない場合には薬物療法を開始します。

　スタチンはLDLコレステロールの低下作用以外にも血管内皮機能障害改善作用，心筋保護作用，抗炎症作用，免疫抑制作用なども有することが報告されています。スタチンがCVD発症を予防したりCKD進行を予防したりすることが想像つくかと思います。

椎家：LDL降下薬といえばPCSK−9阻害薬が世の中に出てしばらく経ちますよね。使うとLDLが1ケタとかまで下がるので，「怖れ入谷の鬼子母神」といったところですが…使ったことは，ありますか？

陣内：恥ずかしながら，一度もないです。CKD患者さんで「スタチンに不耐容，あるいは最大量のスタチンで効果不十分」な方のLDL値を下げる気にならないからでしょうか。あるいは，横紋筋融解症をあまり経験しないせいでしょうか。

　2023年9月現在日本にある唯一のPCSK−9阻害薬であるエボロクマブは，添付文書によれば腎機能低下例での用量調節は不要で，重度腎機能低下または透析患者さんでは血中濃度が低下していたものの有効性に変わりはなかったそうです。今後，経験やエビデンスが蓄積していくかもしれませ

ん。

椎家：そうですね，期待したいですね。ところで，スタチンの話に戻りますが，シクロスポリンとの併用でリスクが上がることは知っておきたいです。添付文書上はロスバスタチンとピタバスタチンが併用禁忌，ほかは併用注意になっています。また，このあとお話しするフィブラート系薬剤との併用もリスクですから，開始後は筋痛などの症状や CK 値のフォローをするのが不可欠ですね。

どこまで気にする？ 中性脂肪

椎家：さて次は高 TG（中性脂肪）血症です。"中性脂肪"という言葉が不健康の代名詞のように用いられていることもあってか，患者さんは気にされますよね。ただ，私は高 LDL 血症ほど強いリスク因子ではないと思っていますので，「あまりにも高いと膵炎のリスクがありますが，そうでなければコレステロールほど気にすることはないと思います」とお伝えすることが多いです。

陣内：そうですね，多くの疫学研究で心血管イベントのリスク因子とされてはいますが，尿酸と同様に，治療がリスクを低下させるというエビデンスは VAHIT 試験サブ解析，FIELD 試験サブ解析など限定的ですね。

椎家：馴染みの薄い臨床試験ですね。2022 年に発表された PROMINENT 試験なら記憶に新しいのですが…。PROMINENT 試験は TG 低下による利益が最も期待できる

集団にペマフィブラートを投与した試験ですから，簡単に触れておきましょうか。まず対象ですが，2 型糖尿病があり，空腹時 TG が 200〜499 mg/dL で，HDL コレステロール 40 mg/dL 以下の患者さん。粥状動脈硬化による心血管系疾患のない 50 歳以上（女性は 55 歳以上）の方が一次予防の被験者で，粥状動脈硬化による心血管疾患のある 18 歳以上の方が二次予防の被験者でした。

陣内：確か，すでに中等量以上のスタチンを内服している，スタチン以外の治療を受けている，あるいは治療を受けておらず，LDL 70 mg/dL 以下，スタチンに不耐容で LDL 100 mg/dL 以下，の 3 つもが条件でしたよね。やはり「LDL が基本・大事」ということがこの設定でもわかりますね。

椎家：おっしゃる通りですね。そのうえで，患者さん 10,491 人のうち介入群にペマフィブラート 0.2 mg 1 日 2 回，対照群にプラセボを内服してもらい，心血管系のイベントおよび死亡を比較したのですが，TG 値は有意に低下したのに対して，残念ながらアウトカムに有意差は見られませんでした。

陣内：CDK ガイドラインでも，治療を行うべきかについては言及されていませんよね。KDIGO ガイドライン 2023 年版の草案にも，脂質異常の箇所にはスタチンと PCSK−9 阻害薬のみが言及され，フィブラート系の記載はありません。今回のガイドラインは別のカテゴリー名が使われていますよね。確か，「ピーピーエーアール　アルファ　モジュレーター」だったかと。

椎家：英語でいっても「ピーピー…何？」と思ってしまいます

が，ペルオキシソーム増殖因子活性化受容体（peroxisome proliferator-activated receptor）の α 型を調節する薬，という意味ですね。インスリン抵抗性改善薬チアゾリジン系が作用する γ 型ではなく，α 型。プロトタイプのフェノフィブラートも PPARα 作動薬ですが，ペマフィブラートはより選択性が高いため，"フィブラート系"と括られることを嫌がったのでしょう。

　ペマフィブラートは核内受容体である PPARα への選択性が高く，強い TG 低下作用と HDL-C 増加作用をもっています。出藍の誉れ，というわけですね。

陣内：フェノフィブラートは横紋筋融解症の増加を懸念して，『血清クレアチニン値が 2.5 mg/dL 以上またはクレアチニンクリアランスが 40 mL/min 未満の腎機能障害のある患者』には禁忌となっています。それから，クレアチニン値が上昇することでも有名ですよね[6~8]。

椎家：そうですね。その一方で，ペマフィブラートでは腎機能障害は禁忌ではなく，eGFR が 30 mL/min/1.73 m^2 未満の腎機能障害のある患者では慎重投与に緩和されました。ただし，慎重投与であり，ガイドラインにも『注意を要する』とあります。クレアチニン値の上昇は，ペマフィブラートの添付文書に記載はありませんね。腎臓内科医は CKD 患者さんに投与できるフィブラート系の薬がなかったので中性脂肪に無頓着だったかもしれませんが，禁忌が消えたことで，今後はペマフィブラートを投与するかどうかを悩むことが出てくると思います。

　さて，コントロバーシャルなトピックスが多い領域でしたので，ここまで少しトゲトゲしてしまいましたでしょうか。「悪い知

らせを運ぶものなど，誰からも好かれぬものです」（注：ソポ
クレースの悲劇『アンティゴネー』より）が，欧米と日本で考え
方や治療が大きく異なっていることは事実ですからね。

陣内：もちろん，「エビデンスのない，または強くない薬を
使ってはいけない」ということはありませんし，「マスデータで
は否定されたけれど，この症例では有効と思われる」という
状況はあると思います。ただ，今後はそうした理由を症状詳
記などで説明する機会が増えていくかもしれませんね…。

参考文献

1. 日本痛風・尿酸核酸学会ガイドライン改訂委員会 編，高尿酸血
   症・痛風の治療ガイドライン第3版，診断と治療社，2022年

2. 赤井靖宏，今井直彦ほか編．Hospitalist Vol. 6 No. 1．メディカ
   ル・サイエンス・インターナショナル．2018：36-44.

3. 細谷龍男，下村伊一郎 編．メタボリックシンドロームにおける高
   尿酸血症の意義とその管理―近年の研究でわかってきたこと―.
   フジメディカル出版，2010：42-95.

4. Shibagaki Y, Ohno I, Hosoya T, et al. Safety, efficacy and renal
   effect of febuxostat in patients with moderate-to-severe kidney
   dysfunction. *Hypertens Res* 2014；37, 919-925. PMID：
   24942770

5. 日本臨床内科医会 編，脂質異常と CKD. *CKD-Journal* Vol 4.
   <https://www.japha.jp/doc/CKDJ_vol4.pdf>最終アクセス2024
   年6月

6. Hottelart C, El Esper N, Rose F, et al. Fenofibrate increases creat-
   ininemia by increasing metabolic production of creatinine.

Nephron. 2002；92 (3)：536-541. PMID：12372935

7. Ritter JL, Nabulsi S. Fenofibrate-Induced elevation in serum creatinine. *Pharmacotherapy.* 2001；21 (9)：1145-1149. PMID：11560205

8. Chen YJ, Quilley J. Fenofibrate treatment of diabetic rats reduces nitrosative stress, renal cyclooxygenase-2 expression, and enhanced renal prostaglandin release. *J Pharmacol Exp Ther.* 2008；324 (2)：658-663. PMID：17993607

9. Sato Y, Feig DI, Stack AG, et al. The case for uric acid-lowering treatment in patients with hyperuricaemia and CKD. *Nat Rev Nephrol.* 2019；15 (12)：767-775. PMID：31296965

6 生活習慣

患者さんのニーズに応えよう！

椎家：生活習慣については，外来で患者さんから質問されることがとても多いですよね。外来に置いてある生活習慣に関するパンフレットも人気があります。しかし，そんな患者さんの思いとは裏腹に，**医師は検査結果や治療方針の説明に外来で時間を割きがち**です。自戒を込めてですが。

陣内：そうですね。詳細に検査結果や治療方針を説明したあとに，患者さんから「食事で気をつけることはありますか？」といわれる，なんて経験をされる先生方も多いのではないでしょうか。「医師が説明したがっていること」と「患者さんが知りたがっていること」のすれ違いには気をつけたいですね。

腎臓にもよくない喫煙

椎家：禁煙は大事だろうなという気はしますが，CKD ガイドラインは何かいっていますかね…ほう，『臨床試験は見出せないが，有用性は示唆されると考える』とあります。少し拍子抜けですが，「証拠がないことは，ないことの証明にならない」典型例ですね。まあ，介入群の患者さんには禁煙いただき，対照群の患者さんには喫煙いただく，なんて臨床試験はできないですもんね，対照群に明らかな不利益が見込まれますから。

陣内：観察研究ならあるようです。日本からも，40歳以上の人を10年間追跡して，喫煙が男女ともにCKD3/4期のリスク因子であることを示した発表が2007年に出ています[1]。外来での地道な促しが禁煙につながるという話もありますから，忙しくても喫煙患者さんには「何本吸っていますか?」と伺うようにしたいですね。

椎家：患者さんのほうから「タバコはよくないですか?」と聞いてくださる場合もあります。でもこのときに『臨床試験は見出せないが有用性は示唆される』というガイドラインのまま「しっかりとしたエビデンスはないですが，多分やめたほうがいいです」なんていったら軽く考えられてしまうかもしれません。ここは，「腎臓にも，腎臓以外にもよくないです」と答えるのが正解でしょうか。

陣内：そうですね。患者さんが自分から聞いてくるということは，後押ししてほしいのかもしれませんし。禁煙についての思いなどを傾聴して，行動変容につなげられるとよいなと思います。

CKDと飲酒：百薬の長か，交絡因子か?

陣内：次に飲酒についてですが，「お酒を飲んでもよいですか?」も，外来でよくある質問ですね。「（お酒は）どうですかね?」と苦笑いを交えて質問なさる方が多いです。ガイドラインには『エビデンスは十分ではないが，節度ある適度な飲酒として，1日20g程度のアルコール摂取は提案されている』とあります。

…これ，今まで「飲んでもよい」だと思っていましたが，改めて読むと「飲んだほうがよい」とも解釈できる文言ですね。

椎家：実は，標準体重での観察研究ですが，酒を全く飲まない群よりも適量飲む群のほうが CKD の発症が低いという相関が知られています[1]。アルコールが「百薬の長」なのか，適度な飲酒生活に別の交絡因子があるのか…。

陣内：こちらも喫煙と同じように臨床試験は非現実的ですが，今後の展開が楽しみです。ところで，アルコール 20 g とはどれくらいでしたっけ？

椎家：目安はビール（度数 5％）500 mL，チューハイ（度数 7％）350 mL，ワイン（度数 12％）200 mL，日本酒（15％）1 合弱などです。もちろん，総和ではありません。なお，女性は男性と比べてアルコールの分解速度が遅いため，1/2 から 2/3 程度といわれています。

陣内：アルデヒド脱水素酵素（ALDH2）非活性型のほうはどうですか？　日本人に多いと聞いたことがありますが。

椎家：ええ。アセトアルデヒドがたまりやすく，顔などが赤くなるフラッシング反応が起きやすいことでも知られていますよね。また，アルコールがすぐにアセトアルデヒドに変わるアルコール脱水素酵素（ADH1B）の高活性多型も日本人に多いことがわかっています[2]（表 6.1）。
　酒を飲めば自分がだいたいどの ALDH2 のタイプかはわか

表 6.1 アルコール体質と健康リスク

アルデヒド脱水素酵素	アルコール脱水素酵素	遺伝子タイプ	体質
ALDH2 *1/*1 活性	ADH1B *1/*1 低活性	A (3%)	アルコール依存症に最もなりやすいタイプ アルコールからアルデヒドへの分解が遅く，アルデヒドから酢酸への分解は速い。アルコールが体に長くとどまるため，酔いやすく，お酒好きになりやすい。
	ADH1B *1/*2 活性	B (50%)	お酒に強いタイプ アルコールからアルデヒド，アルデヒドから酢酸への全ての分解が速い。
	ADH1B *2/*2 高活性		
ALDH2 *1/*2 低活性	ADH1B *1/*1	C (3%)	お酒に強いと勘違いしやすいタイプ アルコールからアルデヒド，アルデヒドから酢酸への全ての分解が遅い。アルコールが体に長くとどまるため，酔いやすく，お酒好きになりやすい。適量を越えるとすぐに不快な症状が起こり，二日酔いになりやすい。
	ADH1B *1/*2	D (40%)	顔がすぐに赤くなるタイプ アルコールからアルデヒドへの分解は速く，アルデヒドから酢酸への分解は遅い。少量の飲酒でアルデヒドがすぐに産生され，また長く留まるため，顔が赤くなり，吐き気などの不快な症状が起きやすい。二日酔いにもなりやすい。
	ADH1B *2/*2		
ALDH2 *2/*2 不活性	ADH1B *1/*1	E (4%)	下戸タイプ アルデヒドが分解出来ないタイプ。ごく少量のアルコールで顔面紅潮，眠気，吐き気などの不快な症状が起きやすい
	ADH1B *1/*2		
	ADH1B *2/*2		

（%）は日本人で見られる割合
独立行政法人久里浜医療センター　横山顕医師　監修

りますが，ADH1B のタイプまでは遺伝子検査をしないとわかりません。両遺伝子の型によって飲酒による食道癌や下咽頭癌のリスクに差があることも明らかになっているみたいですから，今後タイプ別の摂取量が提案されるようになるかもしれません。

陣内：本来ならばかかりつけ医の先生方と連携して腎臓内科医が CKD に注力するのが理想なのでしょうが，実際には腎臓病外来がかかりつけ医，という患者さんも少なくないですよね。飲酒に限らずですが，「**腎臓病は治療したけれど他の病気は防げなかった**」とならないよう，気を配りたいですね。

コーヒーに期待している腎臓内科医

陣内：嗜好品といえば，コーヒーも人気がありますね。ガイドラインには…ありました。『カフェインなど抗酸化作用や抗炎症作用を示す物質が豊富に含まれており，CKD 進行の抑制効果が期待されている』とあります。

椎家："期待"とは面白い文言ですね。複数の疫学研究で CKD 発症や総死亡のリスク比が有意に低かったことと，少なくとも害を与える可能性は低いことを踏まえてのワードチョイスでしょう。

陣内：その一方で，栄養相談後の患者さんが「コーヒーもたくさんはダメだといわれた」とおっしゃることもよくあります。豆類ということで，カリウム含有量が多いですからね。ドリップ

コーヒー1杯（200 g）あたり約3.3 mEqと，煎茶（1.4 mEq）や紅茶（0.4 mEq）よりも確かに多いので，何リットルも飲めば問題になるでしょう。

椎家：パラケルススがいうところの"The dose makes the poison"（注：「どんなものも摂り過ぎれば毒になる」）ですね。しかし，リンゴの樹皮に含まれるフロリジンにヒントを得たSGLT2阻害薬のように，コーヒーにヒントを得た抗酸化作用や抗炎症作用をもった薬ができるといいなと思います。

耳の痛い，口腔衛生の話

椎家：コーヒーで口を潤したところで，口腔ケアのお話もしましょうか。ガイドラインには，『口腔不衛生状態はCKDステージの悪化に伴い漸増し，フレイルや死亡率上昇との関連も示唆されるため，介入試験による検証が待たれる』とあります。こちらは「待たれる」ですね。まだ何ともいえない，ということでしょう。

陣内：『CKD領域において現状では口腔健康への関心は低い』ともあります。確かに腎臓内科医の意識は高くないと思いますし，耳の痛い話です。腎保護がどうという前に，口腔不衛生それ自体を気にしたほうがいいですよね。ステロイドなどの免疫抑制薬やビスフォスフォネートを開始する前だけでなく，日ごろから患者さんの口の中や歯をチェックしようと思います。

椎家：コロナ禍以降，マスクをするようになりましたから，よ

り意識的に取り組まないといけませんね。また，腎臓内科医が出すことの多いニフェジピンとシクロスポリンは，歯肉増生を起こす代表的な薬であることも知っておきたいです。

水飲み神話を信じるな！

椎家：「どのくらい水を飲めばよいですか？」は，患者さんからいただくなかで，食事についての質問とともに最も多い印象です。ですが，ガイドラインには『生命予後の改善や腎保護効果は期待できないため，通常よりも意図的に飲水量を増やすことは行わないよう提案する』とあります。

陣内：『患者にとっても切実な問題である』ともありますが，本当にそうだなあと思います。今回，行わないよう提案されて，すっきりしました。

椎家：「いつでもたくさん飲んでほしい」というケースは，多発性嚢胞腎や尿路結石の患者さんなど，例外的ですよね。それぞれ，バソプレシン分泌を低下させて嚢胞の成長を抑える効果，尿を希釈させて結晶の成長を抑える可能性がありますから。
　一方で，矛盾するようですが「ときには多めに飲んでほしい」ケースがあるのも事実です。たとえば，脱水になりやすい時期がその代表でしょう。RAS 阻害薬・SGLT2 阻害薬などを処方している CKD 患者さんの腎機能が夏の外来で増悪していると，割と簡単に「もう少し水を飲みましょう」といってしまいます。利尿薬や降圧薬を中止，減量することもあります。

陣内：気候変動のせいか，夏の暑さは年々強烈になっていますからね。発汗などの体液喪失によるAKIは中米の農業従事者に多く見られる『原因不明CKD（CKD of unknown cause）』の原因の1つといわれていますが，もはや対岸の火事ではないと思います。

椎家：つまり，「飲み過ぎも飲まなさ過ぎもよくない」ということでしょうか。フランスの観察研究ですが，末期腎不全のリスクは飲水1.0〜1.5 L/日の群でもっとも低く，0.5 L/日未満の群と2 L/日以上の群では有意に上昇していたそうです[3]。尿の希釈・濃縮はどちらも腎臓に負担をかけるのではないか，と推察されています。それが腎臓の役割といえばそれまでですが，わざわざ負担をかけることはないのかもしれません。

陣内：ガイドラインに飲水量の目安は記載されませんでしたが，それでよかった気がします。退院後に再診した患者さんに，「入院中の飲水カウントと尿測指示がとてもきつかった！」といわれたことがありますよ。十人十色の患者さんに合わせて，どのようにアドバイスするか，臨床医の腕の見せ所ですね！

腸活は腸のためならず？

陣内：生活習慣といえば，便通も大事ですよね。『腸内細菌叢の乱れが尿毒症物質の増加や全身臓器の合併症に関与している可能性があり，便秘がCKDのリスクになるかの検証がなされている』とガイドラインにありますが，便秘がCKDのリスクになるなんて，一昔前には全く考えもしませんでした。

椎家：カギは，最近何かと話題の腸内細菌叢ですね。CKD
患者さんと非 CKD 患者さんで細菌叢のパターンが異なるこ
とは，すでに知られています。そして，プロバイオティクスなど
によって，インドール硫酸や p–クレゾールといった尿毒素物
質の濃度が低下することもわかっています（図6.1）。

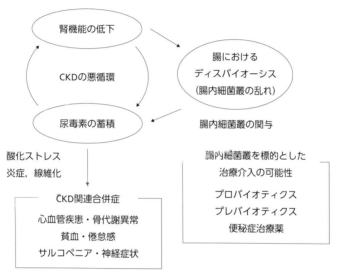

図 6.1　CKD における腸腎連関
（文献 4 より許可を得て改変）

　これは球形吸着炭の作用にも似ています。残念ながら球
形吸着薬ではきちんとしたエビデンスがでませんでしたが，
プロバイオティクスなどによる腎機能低下の抑制に期待した
いです。文字通りの"生物学的製剤"ですね（笑）。
　さて，便秘の話に戻りましょうか。患者さんにとって，便秘
による QOL の低下は切実な問題です。それにも関わらず，

CKD 患者さんにはセンノシドくらいしか処方できなかった時代もありました。しかし、最近は変わってきています。

陣内：ええ。Cl^-チャネルや胆汁酸トランスポーターなどをターゲットにした"分子標的"便秘薬が次々生まれています。さらに、2023 年 9 月に日本でも承認された、Na^+とH^+の交換体である NHE3（Na^+/H^+交換輸送体 3）の阻害薬テナパノールには、腸管でナトリウム吸収とリン吸収を抑える効果も期待されています。NHE3 といえば尿細管でアンモニア排泄にかかわる重要な交換体ですので、最初に聞いた時には利尿薬かと思いましたが、"利便薬"でした（笑）。

　ほかの便秘薬といえば、CKD 患者さんには出さないようにと教わる酸化マグネシウムが、最近では便秘薬というよりは血管石灰化改善薬として治験されるようになりました（第 10 章参照）。ただ、そうした試験での投与は 330～500 mg/日程度と低用量でしたし、高用量では高マグネシウムのリスクが上がりますから、便秘薬としては使いづらいです。

椎家：それにしても、尿細管だけでなく腸管にもアプローチするようになって、**CKD 診療はもはや集学的というより全身的**（ホリスティック）だなと感じますし、そこに魅力を感じる若い世代の医師が増えてくれるといいなと思います。

不眠と夜間頻尿から逃げない！

陣内：睡眠が CKD にどう関係するの？　と思いがちですが、ガイドラインには『透析導入や CVD の発症を減らす可能性があり、適度な睡眠時間を確保することを提案する』とありま

す。当たり前のことのようですが，日本人は睡眠時間が短いことで知られていますよね。ウェアラブル端末を用いた調査ですが，日本は平日の睡眠時間が 6.1 時間（週末は 6.4 時間）で，35 カ国中 35 位であったという報告もあります。

椎家：教科書的には，まず睡眠衛生，すなわち入眠前のスマホやテレビ視聴を避ける，寝室の音と明るさを抑える，カフェインを控える，入浴のタイミングを合わせるなどをチェックし，第 1 選択は認知行動療法，とありますが…CKD 外来で，そこまではなかなかできないですね。

陣内：ですよね。しかし，安直に睡眠導入薬を処方することも避けたいです。特に，睡眠時無呼吸がある患者さんには注意が必要だと思います。睡眠薬が，無呼吸や低酸素を増悪させることにもなりますからね。

椎家：そうですね。そして CKD 患者さんでは，夜間頻尿で起きるという訴えも非常に多いですよね。つい泌尿器科に相談したくなりますが，膀胱や前立腺の問題だけではありません。CKD 自体が夜間頻尿の独立リスク因子ですから。

　塩分摂取量が多いと日中だけでは塩分を体外に排泄できず，夜間にも排泄する必要が出てきます。なので，減塩が夜間頻尿を改善させることは知られていますね。また，尿濃縮力の低下や，臥位での下腿浮腫の心血管系への戻りによる ANP（心房性ナトリウム利尿ペプチド）分泌や夜間高血圧も原因といわれています。患者さんごとに原因を探り，地道に工夫しながらやっていくしかないですねえ。

運動？　してください！

椎家：運動について，ガイドラインには『日常的な運動は，蛋白尿増加をもたらすことはなく，腎機能や身体的 QOL の改善をもたらす』可能性があり，『年齢や心肺機能を考慮しながら可能な範囲で行うことを提案する』とありますね。腎臓病患者は運動してはいけない，という時代がかつてはありました。のちに劇作家となる寺山修司がネフローゼ症候群で長期入院を余儀なくされたのは 1955 年のことです。その後，少なくとも 20 年ほど前までは一般的な考え方でした。

陣内：その時代を知る先生方は今では少数派だと思いますが，2000 年代くらいまでは「まず安静」をよく耳にしました。ネフローゼ症候群の患者さんが入院しただけで蛋白尿が減るという現象そのものはたしかに見られますが，深部静脈血栓症や廃用症候群のリスクのほうが問題ですから，今ではむしろ離床してもらっていますよね。

椎家：ええ。ネフローゼに限らず，適度な運動は腎機能の低下を防ぎ，透析などの腎代替療法への移行を遅らせること，そして死亡率も下げることがわかってきました。その結果，2011 年には腎臓リハビリテーション学会が設立され，2016 年には糖尿病性腎症に対する運動療法の指導に健康保険が適用されるようになりました。時代は変わりましたね…。
　肥満を伴わなくても「日常的な運動」が必要なことに，説明はいらないと思います。コロナ禍を経て在宅勤務が多くなりましたから，尚更でしょう。たとえ加算がつかなくても，外来で毎回患者さんの体重をチェックしているからには，ニュー

ノーマルな生活に運動習慣をうまく取り入れられないか話す機会を設けたいですね。

COVID-19 と AKI と CKD

椎家：生活“習慣”とは少し逸れるかもしれませんが，われわれの生活上，無視できなくなった COVID-19 についても考えておきましょう。今回，ガイドラインにも『CKD は重症化因子の１つであり，特に重要である』と言及がされました。もちろん生命予後の観点からも大事なのですが，腎予後の観点からも重要です。コロナウイルス関連腎症（covid-associated nephropathy：COVAN）や AKI となり，それが CKD の進行を早めてしまう，ということもありますからね。

　そして，AKI はたとえ一過性でも無視できません。AKI を治療して腎機能や尿所見が回復しても，これらの患者さんは CKD になるリスクが高いことが知られています（図6.2）。不都合な真実というか…なかったことにはできないということですね。

陣内：AKI から CKD に移行する機序としては，単なるネフロン喪失だけでなく，尿細管細胞のミトコンドリア機能不全や細胞周期の停止，それによる線維化の進行や炎症の遷延などが挙げられますね。こうした変化が AKI 後も細胞に記憶されてしまうことが問題のようです。いわゆるエピジェネティックメモリーですが，ここまでくると私の理解を越えています（笑）。

椎家：難しいですよね。ただ，水を差すようですが，2023年に米国から発表された CRIC スタディの解析では，AKI 後

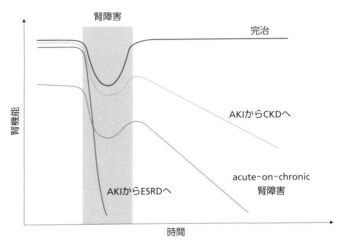

図 6.2　AKI の自然経過
（文献 5 より許可を得て転載）

の腎機能に有意な低下は見られませんでした[6]。軽症の AKI が多かったためではともいわれていますが，いまだにわかっていないことが多いのは確かでしょう。

陣内：そうですね。いずれにしても大事なのは，退院後に腎機能や尿所見の推移をフォローする機会を設けることですね。健診後に受診された患者さんの異常が，実は数年前にコロナで入院していたときからあった，なんて経験もあります。「そういえば，そんなことをいわれた気もするなあ…」で終わらせないよう，退院後の受診につなげたいです。

ワンポイント：COVID-19 ワクチン
椎家：COVID-19 といえば，ワクチンの話も外せませんね。十分なデータはないものの，関心の高いトピックです。ガイド

ラインは，『抗体陽性率は高いが抗体価は低い報告がある』こと，『CKD が重症化因子であることから，接種のメリットは大きい』こと，『接種後に腎炎・ネフローゼの新規発症，IgA 腎症の増悪などが報告されている』ことの 3 点に留意するよう求めています。

陣内：抗体価については，リツキシマブなどの免疫抑制薬使用中には抗体が陽性化しにくく，しても抗体価が低いことが報告されていますね。抗体がついたら儲けもの，みたいな感覚でしょうか。接種のタイミングをずらすなど，推奨も出ています。

　また，接種のメリットが大きいのは確かですが，接種後の腎炎・ネフローゼの新規発症，IgA 腎症の増悪を目にする機会は実際にありますよね。たまたまタイミングが重なっただけかもしれないので，因果関係まで証明はできませんが。

椎家："マス"（mass）で見た際の利益と不利益の確率でいえば，接種が推奨されるわけですが，一人ひとりの判断となると悩むところだと思います。「患者さんご本人が決めることです」というだけでは突き放しになりますが，医師が決めてしまうわけにも行きませんから，悩みを受け止めながら共同意思決定に至れるとよいですね。

一般的なワクチン？　打っていいですよ！

陣内：つづいて，COVID–19 以外のワクチンのお話をしましょう。外来で，「ワクチン打っていいですか？」と聞かれますよね。日頃から NSAIDs など注意すべき薬についてお伝え

しているので，ワクチンも打ってはダメなのではないかと思われるのかもしれません。しかし，CKD 患者さんこそワクチンをきちんと打つべきなので，誤解がないようにお伝えする必要がありますね。

椎家：そうですね。ガイドラインにも『B 型肝炎，インフルエンザウイルス，肺炎球菌のワクチンを強く推奨する』とあります。『強く推奨する』だけあって，ここに挙げられたワクチンについては議論の余地はあまりないですね。あえていえば，B 型肝炎ワクチン後も免疫のつきにくい患者さんがいるのが問題です。

陣内：はい。ガイドラインは『高用量ワクチン 4 回以上』を推奨しています。予防接種法では 3 回ですが，それでも免疫未獲得あるいは低抗体価の場合には追加接種を，ということですね。

椎家：ガイドラインには載っていませんが，私は帯状疱疹ワクチンのことが気になっています。全国のデータはないものの，帯状疱疹は増えており，調査している県では 1997 年から 2017 年までの 20 年間で 1.54 倍になっていたそうです[7]。2014 年に乳幼児に対する水痘ワクチンの定期接種が始まり，子育て世代がウイルスに暴露される，いわゆるブースター効果を得る機会が減ったためともいわれています。

陣内：帯状疱疹に対して抗ウイルス薬と NSAIDs を処方された患者さんが，疾患による食思不振から AKI になった事例をみることも稀ではなくなりました。抗ウイルス薬のなかには腎

機能低下時に減薬しなければならないものが多いのですが（第11章も参照）, 処方時の腎機能は正常だったでしょうから, 無理からぬことです。どうにか予防できないかなあ, と思ってしまいます。

椎家：朗報なのは, 以前からあるワクチンに加えて, 米国CDCが50歳以上に推奨するサブユニットワクチン（シングリックス®）が, 日本でも2020年から打てるようになったことでしょうか。高価格ではありますが, 公費助成についても議論されているようです。次の改訂版ガイドラインには推奨が載るかもしれませんね。

多職種の"ワンチーム"でCKDにタックル！

陣内：最後に, 多職種介入のお話をしておきたいです。ここで取り上げた生活習慣についての教育的介入はどれも, 医師が二言三言で済ませられるようなものではないですから。ガイドラインも, 多職種介入は『腎機能低下抑制効果およびCVDイベント発生現象をもたらす可能性があり, 行うよう提案する』とあります。

椎家：その担い手として期待されるのが, 認定が始まった腎臓病療養指導士ですよね。いてくれたら心強いだろうなと思います。看護師, 保健師, 管理栄養士, 薬剤師のバックグラウンドをもった方々ですから！ ただ, 今はまだ腎臓病療養指導の加算がありませんので, 活躍の場は限られている印象もあります。

陣内：もったいないですよね。実証研究が厚労省の腎疾患政策研究事業として行われているようですから，今後に期待したいです。似た事例ですが，2020年に腎代替療法指導管理料が新設されたことで，透析や移植について説明する腎代替療法専門指導士の活躍機会が増えたのも，記憶に新しいです。

椎家：なるほど，腎疾患政策ですか。私たち腎臓内科医はどうしても，目の前の患者一人ひとりをいかに「こだわって」診療するか，という考え方をしてしまいますが，質を担保された腎臓病療養指導士を各診療所に派遣し，非専門医やかかりつけ医のサポート役になってもらうほうが，"マス"で見ればCKD患者さんの予後をより改善できるのかもしれません。

　ちなみに，腎臓病療養指導士認定のために療養指導経験を積む施設には，腎臓専門医，または10年の会員歴を有する日本腎臓学会所属の常勤医がいる必要があるようです。腎臓専門医は療養指導士が困ったときに頼れるような，知識と経験をもつエキスパートであれ，ということですね。

陣内：なるほど。多職種がそれぞれの役目を果たしてこそのチーム医療というわけですね。私たちも頑張りましょう！

参考文献

1.　Yamagata K, Ishida K, Sairenchi T, et al. Risk factors for chronic kidney disease in a community-based population：a 10-year follow-up study. *Kidney Int.* 2007；71 (2) ：159-166. PMID：17136030

2. 林田真梨子, 木下健司. 飲酒と健康. 日本醸造協会誌. 2014；109 (1) ：2-10.

3. Wagner S, Merkling T, Metzger M, et al. Water intake and progression of chronic kidney disease：the CKD-REIN cohort study. *Nephrol Dial Transplant.* 2022；37 (4) ：730-739. PMID：33576809

4. 三島英換, 阿部高明. 慢性腎臓病と腸内細菌叢〜腸腎連関〜. 糖尿病. 2020；63 (6) ：386-389.

5. Cerdá J, Lameire N, Eggers P, et al. Epidemiology of acute kidney injury. *Clin J Am Soc Nephrol.* 2008；3 (3) ：881-886. PMID：18216347

6. Muiru AN, Hsu JY, Zhang X, et al. Risk for Chronic Kidney Disease Progression After Acute Kidney Injury：Findings From the Chronic Renal Insufficiency Cohort Study. *Ann Intern Med.* 2023；176 (7) ：961-968. PMID：37429030

7 Toyama N, Shiraki K；Miyazaki Dermatologist Society. Universal varicella vaccination increased the incidence of herpes zoster in the child-rearing generation as its short-term effect. *J Dermatol Sci.* 2018；92 (1) ：89-96. PMID：30041832

7 CKDの進展と肥満・メタボリック シンドローム

CKD患者とメタボリック症候群：elephant in the room

椎家：このトピックは，"elephant in the room"（注：「誰もが気づいているが話題にしないこと」の意）というか…CKDにおいて集学的治療の観点からも，食事療法や運動療法など生活習慣に対する介入が重要なことはいうまでもありませんが，毎回カルテに体重を記載しながらも，なかなか思うように介入できていないのが正直なところです。

陣内：わかります。思うような結果が得られていないことも多いですよね。しかし，実際に行うには，患者ごとに年齢，既往歴，併存症，嗜好や身体能力が異なるため，個別の検討が必要となります。CKD患者さんへの多職種による生活習慣への介入によりCKDの進行が抑制されたことが報告されていますし[1]，一人の医師の力で出来ることは少なく，多職種介入が必須かと思います。

椎家：おっしゃる通りです。特に運動は，指示箋などがあるわけではないですから難しいですよね。「毎日数千歩を歩いています」と意気込む患者さんを応援していたら，「足が痛くなってやめました」とそれ以降は止めになった，なんてこともあります。持続可能なやり方を見つけていただくことが大切ですね。

陣内：私は，「無理のない範囲で始めて，1日最低4,000歩は歩きましょう」とお伝えてしています。その一方で，食事療法も運動療法も難しいとなると，やはり薬…ということになるのですが，世界的にも注目されているのがGLP-1受容体アゴニストです。日本でも糖尿病（0.5〜1.0 mg/週）よりも多い肥満用量（2.4 mg/週）のセマグルチドが2023年3月に認可されました。もし「CKD患者さんはやせたほうがよい」という確信があるなら，真剣に検討すべきですが…。

椎家：ええ，そこが問題ですよね。CKD患者さんにおいて，肥満は死亡リスクの上昇に関連するとの報告がある一方で，逆に死亡リスクの低下と関連するという報告もあります。これは「逆転疫学（reverse epidemiology）」とも呼ばれますよね[2]。肥満と末期腎不全のリスクについても，上昇と関連するという報告がある一方で，末期腎不全のリスクの上昇と関連しないという報告があり，一貫していません。

陣内：そうなのですね。メタボリック症候群についてはどんなエビデンスがありますか。

椎家：CKD患者さんにおいてメタボリック症候群は，死亡リスクと末期腎不全のリスクの上昇と関連することが報告されています。特に，G1期やG2期の患者において，肥満，高尿酸血症といったメタボリック症候群の構成因子の数が増えるに伴いCKDの進行リスクが上昇することが報告されています[3]。

陣内：なるほど。CKDの観点からは，早期からメタボリック

症候群への介入が重要と考えることができますね。肥満の治療とメタボリック症候群の治療がどう違うか，難しいところですが…。

GLP-1 受容体アゴニスト外来

椎家：エビデンスといえば，肥満は欧米人とアジア人で定義が異なるため，日本人独自のものが求められることは知っておく必要があります。欧米は BMI 30 以上，日本は 25 以上が肥満です。その欧米では，BMI 30 以上を肥満とすると，25 以上から糖尿病や心血管系イベントなどのリスクが上昇するアジア系が不利益を被るのでは，という議論が始まっています[4]。

　前述の GLP-1 受容体アゴニストの適応が BMI 30 以上（高血圧など併存疾患があれば 27 以上）ですから，薬が使えるかどうかの切実な問題です。なお日本の適応は 35 以上（併存疾患が 2 つ以上あれば 27 以上）ですから，むしろ基準は厳しいですね。

陣内：ところで，肥満と腎臓といえば，私たち腎臓内科医がまず思いつくのは肥満関連腎症（obesity-related glomerulopathy：ORG，あるいは obesity-related nephropathy：ORN）ですよね。蛋白尿と肥満で外来にご紹介いただいた CKD 患者さんを，そう診断することが多いです。

椎家：そうですね。腎生検をすれば「肥満に伴う二次性 FSGS（巣状糸球体硬化症）」と呼ばれるでしょうが，実際には除外診断なこともあります。「身体の大きさにネフロンが耐

え切れない病気だ」と説明されてきましたが，現在ではインスリン抵抗性やRAA系亢進など，メタボリック症候群による複合的な腎障害と考えられていますね。

陣内：こうした方々には「減量とメタボリック症候群の改善でよくなるはず」といって外来でも減量を強くお勧めしています。とはいえ，上手く減量できることは少ないです。

椎家：RAS阻害薬やSGLT2阻害薬だけでなく，前述のGLP-1受容体アゴニストが役に立てばいいなと思います。
　そしてもう1つ，肥満と腎臓といえば，腎移植ではないでしょうか。

陣内：はい。疫学的にも，BMIによる死亡リスクの差は見られず[5]，BMIが高くても移植を受けたほうが移植を待って透析をし続けるよりも生命予後がよいという報告もあるようです[6]。それに，国民の約40％が肥満とされる米国では，肥満というだけで移植を断ってはほとんどの方に移植できないですからね。もちろん病的肥満の患者さんはまずはやせていただく必要があります。

椎家：そうなんですね。肥満にともなう移植のリスクも心配ですね。

陣内：はい。術後の創部感染や腹壁ヘルニアといった外科的リスクと，移植後の新規糖尿病や高血圧といった内科的リスクがあります。また，BMIが高いほど移植直後の透析やグラフト喪失率が高いことが知られています。海外では，シカゴ

大学病院のように腎移植前の患者さんのための減量を目的とした専門のGLP-1受容体アゴニスト外来を作った施設もあるようです。

椎家：なるほど。それならば是非，できるだけ移植前には減量いただきたいところですね。

すべての道はCKDに通ず？

椎家：減量・代謝改善手術の話もしなくてはいけませんね。日本では，BMI 35以上で健康障害が重篤な患者さんで内科治療が無効の方が適応です。近年，施設は限られていますが，日本でも減量・代謝改善手術が治療の選択肢となっています。選択肢があるということを知っておくことが大事かと思います。

陣内：BMI 35以上の方は米国民の30％以上いるのに対して，日本では5％程度ですが，昔より増えています。減量・代謝改善手術は，肥満大国米国ではとてもありふれた手術ですよね。**どのCKD外来にも，紹介を考慮する方が1人はいるだろうと思います。**もっとも，今のところ私の知る患者さんで実際に手術していただいた方はいませんが。高度肥満のあるCKD患者に対する減量・代謝改善手術には，どのような利益やリスクがありますか。

椎家：利益については，死亡リスクの低下やCKD進行のリスクの低下と関連することが報告されてはいますが，十分とはいえないのが正直なところです。CKDガイドラインにも

『CKD 進行だけでなく，総死亡，CVD 発症のリスクを軽減する可能性がある』と記載されていますが，エビデンスは不十分です。

陣内：ガイドラインにも記載されるようになったけど，まだまだこれから，ということですね。腎臓内科医としては減量手術後の高シュウ酸尿による尿路結石の問題を知っておきたいところです。

椎家：ほうれん草などに多く含まれるシュウ酸は，腸内のカルシウムと結合しているので，通常は体内にあまり入らずに済んでいます。しかし，減量手術後に腸内に吸収されない脂肪酸が増えるとカルシウムがそちらに結合してしまい，遊離したシュウ酸が多く吸収されてしまいます。
　その結果，シュウ酸が腎臓や尿にたまり，尿路結石ができやすくなるだけでなく，シュウ酸腎症（oxalate nephropathy）になるリスクが高まる，と。今後，手術件数が多くなれば目にする機会も増えるかもしれませんので，注意しておく必要がありますね。

陣内：ふーむ。正直，このトピックではお話しすることがあまりないのではと心配しましたが，色々ありましたね…！ CKD 診療の奥深さを実感しました。すべての道は CKD に通じているのかもしれませんね。

椎家：おぉ，それは，17 世紀フランスの詩人，ラ・フォンテーヌの『裁判官と修道士と隠者』に出てくる一節，「すべての道はローマに通ず（Tous chemins vont à Rome）」を意

識した表現ですね。ただ，日本ではそれが初出といわれているようですが，12世紀フランスの神学者，アラン・ド・リール（Alain de Lille）がラテン語で記載した「千の道はいつでも人々をローマへ導く（mille viae ducunt homines per saecula Romam）」のほうが古いようで…

陣内：…また話が始まっちゃいましたね，先生（笑）。

参考文献

1. Chen PM, Lai TS, Chen PY, et al. Multidisciplinary care program for advanced chronic kidney disease：reduces renal replacement and medical costs. *Am J Med.* 2015；128（1）：68-76. PMID：25149427

2. Kalantar-Zadeh K, Rhee CM, Chou J, et al. The Obesity Paradox in Kidney Disease：How to Reconcile it with Obesity Management. *Kidney Int Rep.* 2017；2（2）：271-281. PMID：28439569

3. Cao X, Zhou J, Yuan H, et al. Chronic kidney disease among overweight and obesity with and without metabolic syndrome in an urban Chinese cohort. *BMC Nephrol.* 2015；16：85. PMID：26084279

4. Prescription rules for obesity drugs may unfairly exclude non-whites：The relationship between body-mass index and weight-related ailments varies by race. *The Economist.* Jul 5th 2023. <https://www.economist.com/graphic-detail/2023/07/05/prescription-rules-for-obesity-drugs-may-unfairly-exclude-non-whites>最終アクセス 2024年5月.

5. Sureshkumar KK, Chopra B, Josephson MA, et al. Recipient Obesity and Kidney Transplant Outcomes：A Mate-Kidney

Analysis. *Am J Kidney Dis*. 2021；78（4）：501–510. e1. PMID：
33872689

6. Krishnan N, Higgins R, Short A, et al. Kidney Transplantation
   Significantly Improves Patient and Graft Survival Irrespective of
   BMI：A Cohort Study. *Am J Transplant*. 2015；15（9）：2378–
   2386. PMID：26147285

7. Câmara NO, Iseki K, Kramer H, et al. Kidney disease and obe-
   sity：epidemiology, mechanisms and treatment. *Nat Rev
   Nephrol*. 2017；13（3）：181–190. PMID：28090083

8　栄養

不可欠な管理栄養士と，推奨される介入

陣内：CKD 診療でも管理栄養士の重要性が増していて，CKD ガイドラインにも『ステージ進行および腎代替療法への導入を抑制する可能性があるため，管理栄養士が介入することを推奨する』とあります。

椎家：栄養に関する患者さんの悩みや相談に通常の外来だけでお応えするのは困難ですから，管理栄養士の存在は "推奨" というよりも "不可欠" ですよね。ただ，今回のガイドラインの『推奨』は腎予後を改善させる可能性があるという意味でしょう。何といっても，FROM-J 研究が出ましたから[1]。要点をざっとまとめてみました。

FROM-J 研究について

患者
- かかりつけ医に通院する患者 2,379 人
- 地区医師会ごとに通常診療群と強化診療群に分けて約 3.5 年間フォロー
- 平均年齢は約 63 歳，男性が約 7 割と女性は少なめ
- CKD1/2 期が約 4 割，3 期が約 4 割，蛋白尿の平均は 0.6 g/gCr
- 高血圧が約 9 割，糖尿病が約 6 割

> 介入
> ・通常群は『CKD 診療ガイドライン』に則った診療
> ・強化群はそれに加えて：1) 受診促進支援，2) 生活・食事指導，3) 診療支援 IT システム（治療目標の達成率や，腎臓内科への紹介基準を満たす患者の通知など）

陣内：2) については，日本栄養士会のバックアップもあり，300 人以上の管理栄養士が指導を担当しました。教育セッションは 30 分までで 12 回行われ，下記の 9 つのカテゴリごとに達成度を確認するチェックリストとアルゴリズムに準拠して行われました。

> ・BMI 管理　　・血圧管理　　・血糖管理　　・脂質管理
> ・食塩摂取状況　　・禁煙　　・カリウム管理
> ・蛋白質摂取量（G3 期以上が対象）　　・尿酸管理

　問題点抽出システムや，無理ないペースで課題に取り組む工夫など，学習塾も顔負けの指導メソッドでした（笑）。この指導法はマニュアルとして出版されましたし，2017 年には日本内科学会誌で『診療ガイドライン at a glance』に取り上げられるなど，ちょっとしたブームになったのを覚えています。

椎家：チェックリストは質の確保や向上に役立つツールですし，病診連携の観点からも不可欠だと思います。ただ腎臓内科医としては，何を載せるかには議論の余地があるなと感じます。例えば，尿酸降下の腎保護効果はエビデンスが確立されているとはいえないでしょう。その一方，あとでお話する食事の酸負荷などは載せてもいいかもしれません。

さて，研究の評価項目は次のとおりでした。

主要評価項目
1. 受診継続率
2. かかりつけ医/非腎臓専門医と腎臓専門医の連携達成
3. CKD のステージ進行率

副次評価項目
1. CKD 診療目標の実施率
2. 血圧の管理目標達成率
3. 尿蛋白 50％減少達成率
4. 血清クレアチニン値の 2 倍化到達数，eGFR 50％低下到達数
5. 新規透析導入患者数の年次推移
6. 心血管系イベントの発生率

このうち，主要評価項目の 1）受診継続率と 2）かかりつけ医/非腎臓専門医と腎臓専門医の連携は強化群で有意に高い結果でした。残りの 3）CKD のステージ進行率は，全体としては両群間に有意差はありませんでしたが，CKD の G3 期では強化群で有意に抑制されていました。そして，副次評価項目の，4）血清クレアチニン値の 2 倍化到達数と eGFR 50％低下到達数は，強化群で有意に少ない結果でした。

陣内：何がよかったのかが，一番興味のあるところですね。生活指導の目標が達成されたから，でしょうか。

椎家：それが…体重は減っていましたが，薬の種類，血圧，血糖，喫煙率など他の目標にはあまり差がみられませんでし

た。それでも腎予後は有意に改善し，10 年間の長期成績でも強化群では G3a 期で eGFR 低下率が有意に少ない結果でした。解釈に悩むところです。

陣内：興味深いですね。ニュアンスでいうならば，**「目標を達成できたから」**というよりも，**「一緒に取り組んだから」**こその結果なのかもしれませんね。慢性疾患の診療は年余にわたるわけですから，マラソンと同じで伴走者がいてくれれば心強いだろうなと思います。

蛋白制限はほどほどに，栄養士と一緒に

陣内：蛋白制限の話も患者さんが特に気にされているところですね。ガイドラインには『ステージ進行を抑制することが期待されるため，腎臓専門医と管理栄養士を含むチーム管理のもとで，エネルギー摂取量を維持しながら制限することを推奨する』とあります。

その一方で，サルコペニア，フレイル，PEW（protein energy wasting）などの言葉を腎臓内科領域でも非常によく聞くようになりました。これらの病態は CKD が進行するほど多く，CKD に合併するほど生命予後が不良なため，切実な問題です。

椎家：蛋白摂取を呼びかける『サルコペニア診療ガイドライン』と，制限を呼びかける CKD ガイドラインが矛盾しかねない事態になり，2019 年に日本腎臓学会から『サルコペニア・フレイルを合併した保存期 CKD の食事療法の提言』[2] が出たのも記憶に新しいところです。そこでは下のような数字

が示されましたが,「目安」「柔軟に対応」など, 探り探りの
印象ですね。

> 過剰摂取の害が懸念される場合の上限目安
>   G1 期および G2 期：1.5×体重 g
>   G3 期：1.3×体重 g
>
> 蛋白制限を優先する場合の上限目安
>   G3a 期：1.0×体重 g*
>   G3b/4/5 期：0.8×体重 g*
> ＊超えることを避けるものではない（柔軟に対応することが重要）

　余談ですが, こうして出てくる"体重"も, どの体重なのか
悩むところです。研究では理想体重が用いられていますが,
実臨床では, 管理栄養士は"標準"や"理想"を考慮しつ
つ, ケースごとに決めているのが実情のようです。

　いずれにせよ, 蛋白制限を行う際にはエネルギー摂取量
を維持することがとても大事です。具体的には炭水化物と脂
質を増やすことになりますが, 糖尿病合併患者さんでは脂質
を増やすしかないでしょう。何にせよ, 実際やっていくに当
たっては, 管理栄養士のサポートが欠かせません。

陣内：アドヒアランスの問題もありますよね。指示・処方より
多く摂取していることよりも, 少なく摂取していることのほうが
問題かもしれません。高齢の患者さんに蛋白制限を試みた
ら, 筋肉・体重が減ってフレイルになってしまった, などとなっ
ては本末転倒ですから。

椎家：ええ。アドヒアランスの問題は, 栄養関連の臨床研究

がうまくいかないことが多い原因の1つでもあり，このテーマでエビデンスが確立されにくい原因となっています。

　最後ですが，蛋白制限をするならモニタリングも重要です。蓄尿が有効ですが，先生は提出していますか。

陣内：入院中とは異なり，外来ではなかなか思うようには提出できていないですね。嫌がる患者さんも少なくないです。自分でやってみるとわかりますが，かなり大変です！ ただ，摂取量を把握する強力なツールであることは間違いないですから，毎回でなくてもよいので取り入れたいですね。

　そういえば，手間という意味では，早朝尿から求める式もありますよね。塩分とカリウムについては，Kawasaki の式や Tanaka の式が疫学研究などで頻用されています。ただ，手計算はできないので，実臨床では使いにくいです。

椎家：正直，栄養指導の依頼オーダーは「大体これくらい？」で決めることが多いですよね。管理栄養士も「これはちょっと…」という時は助言してくれますから，大外れはしていないのかなと。よくいえば，経験に基づく直観力のおかげでしょうか（笑）。

超低蛋白食について
椎家：蛋白制限食は，日本は CKD 3 期で「0.8～1.0×体重 g（1 日あたり，体重は kg，以下同じ）」，4/5 期で「0.6～0.8×体重 g」を長らく踏襲してきましたが，世界的には超低蛋白食が復権の兆しを見せています。

陣内：復権とは，1994 年に発表された MDRD 試験[3]のあ

とで，という意味ですね。MDRD 試験は eGFR 25〜55 mL/min/1.73 m^{2}の患者さんの蛋白摂取量を「1.3×体重 g」と「0.58×体重 g」に分けたパート A と，13〜24 mL/min/1.73 m^{2}の患者さんを「0.58×体重 g」と「0.28×体重 g＋ケトアナログ/必須アミノ酸補充」に分けたパート B があります。

　パート A では，低蛋白群の eGFR が急速に低下したものの，4 カ月後から対照群よりゆるやかになりました。しかしパート B では，超低蛋白群と低蛋白群で eGFR 低下に有意差はなかった。アドヒアランスの問題はよく指摘されますが，平均蛋白摂取量は超低蛋白群で 0.4×体重 g，低蛋白群で 0.8×体重 g だったわけですから，差はありますよね。

椎家：ええ。さらに 2009 年には，超低蛋白群では透析・移植依存に有意差がなく，むしろ死亡が有意に多かったという長期観察結果が出ました。長期観察の間は蛋白摂取量のフォローができていないので何ともいえませんが，これを受けて「超蛋白制限食は危ない」という印象が強まりました。

陣内：そうですね。それが復権の兆しということは，「大丈夫そうな患者さんに注意深くやってみたら有効で安全だった」という報告が出てきたということですか。議論のあるテーマには，そういった揺り戻しがつきものですよね。

椎家：お察しの通りです。それも，メタアナリシスされるほど出ました（笑）。たとえば 2016 年に発表されたルーマニアの試験[4]では，糖尿病非合併 CKD 4/5 期の患者さんで，植物性蛋白 0.3×体重 g＋ケトアナログ/必須アミノ酸補充の

超低蛋白食群が0.6×体重ｇの対照群に比べて末期腎不全と死亡が有意に低かったことが示されました。

15カ月の観察期間ながら，eGFR 20 mL/min/1.73 m^{2}未満患者さんの透析を避ける NNT（number needed to treat）が2.7という，驚異的な数字です。ただ，血圧145/85 mmHg以上，尿蛋白1 g/gCr以上の患者さんは除外されているうえ，スクリーニング患者さんの86％は，参加できなさそう，参加したくないなどの理由で除外されています。

それでも，「向いていて，やりたい方は，気を付けつつやってもよい」という根拠にはなりました。2020年に発表された米国 KDOQI/NKF ガイドラインは，『代謝の安定した』『糖尿病非合併』のCKD 3～5期で，0.28～0.43×体重ｇ＋ケトアナログ/必須アミノ酸補充を『注意深い監視下に』を選択肢として推奨しています。

陣内：これぐらい注意書きを書かないと，また逆の揺り戻しが来てしまうでしょうからね。『代謝の安定した』とは，活動性の炎症/感染症，2週間以内の入院歴，管理不良の糖尿病，がんなどの消耗疾患，抗菌薬や免疫抑制薬の使用，短期間の体重減少がない，という意味だそうです。

椎家：そうですね。かなり慎重に行わなければなりませんから，日本で超低蛋白食を行うのは，一部の施設を除いて安全ではないでしょう。

なお，先ほどから出てくる"ケトアナログ/必須アミノ酸"について。これはアミノ基を抜いた必須アミノ酸で，体内でアミノ基を受け取り必須アミノ酸になります。身体に入る窒素が減るため，尿毒素が増えにくくなるといわれています。日本では

未承認ですが，インド，ウクライナ，メキシコ，ブラジル，エジプトなどでは手に入ります。背景に，透析医療費の財政への負担を軽減する期待があるのかもしれません。

カリウム摂取も，ほどほどに

椎家：カリウムもまた何かと最近話題のトピックスですね。ガイドラインには『総死亡，CVDリスクを低下させる可能性があり，4.0 mEq/L 以上，5.5 mEq/L 未満に管理することを推奨する』とあります。各種の観察研究で見られた，血清カリウム値と死亡やイベントの「U 字関係」を反映した形ですね。相関関係ではありますが，これまた"中庸の徳"として理解できます。

陣内：推奨されている範囲が，通常の血清カリウム値の基準範囲（3.5〜5.0 mEq/L）から 0.5 mEq/L ずつ高くなっているのもポイントですね。採血結果で異常高値として示される 5.1〜5.4 mEq/L のカリウム値を心配する患者さんに，安定していれば「このくらいだと心配いりません」とお伝えしやすくなりました。

　ただ，そういえるのは腎臓内科医くらいかもしれません。実際には，こうした値で非腎臓内科医から緊急でご相談いただくこともあります。CKD 患者さんでカリウムの異常値をみた際に非専門医の先生がどうすればよいのか，ガイドラインにまとめてありました。

> ・高い場合：原因検索，カリウム値を上昇させる薬剤（RAS
>   阻害薬など）の減量・中止，代謝性アシドーシスの補正，食
>   事指導・排便管理，カリウム吸着薬の処方など
> ・低い場合：原因検索，カリウム値を低下させる薬剤（利尿
>   薬・吸着薬など）の減量・一時中止など

　そのうえで，『管理が困難な場合は，腎臓専門医へ紹介を』とあります。

椎家：しっかり，こちらの手の内を明かしていますね（笑）。挙げられた中でモヤモヤするのは"食事指導"ですかね。CKD 患者さんでのカリウム摂取量は最近の話題の1つです。
　摂取量と心血管系イベント/死亡の相関といえば，ナトリウムの「J型カーブ」が有名ですよね。2011 年に JAMA から発表された結果です。糖尿病患者さんの ONTARGET・TRANSCEND コホートを解析したところ，1日推算ナトリウム排泄量 4〜5 g のあたりで心血管系イベント/死亡リスクが最も低かった。「J型」といっていますが，「U字関係」と同じです。

陣内：そうですね。しかし，カリウムにはそのような関係は見られませんでした。たとえば 2014 年に発表された多国籍疫学研究 PURE では，1日推算排泄量が 2 g のところでホッケースティックのように折れ曲がるものの，基本的には多ければ多いほどリスクが低下しており，"中庸の徳"ではありませんでした。
　カリウムといえば，血圧降下作用も期待されますし，2021年に発表された米国心臓協会の栄養ガイダンスも，野菜と

果物を「たくさん（plenty）」摂るよう勧めています。SDGs的にも結構なことですが，あくまでも非 CKD 患者さんのお話です。CKD 患者さんにおけるデータはありましたっけ？

椎家：CKD 患者さんは果物や野菜をどれだけ食べてよいのか，さらには，どれだけ食べたら効果があるのかというお話ですね。これは CKD 患者さんの代謝性アシドーシスに対する食事療法による介入とも深く関連します。

　少し古いですが有名な研究から見ていきましょう。2016 年と 2017 年に，前に挙げた CRIC（第 2 章）と，先ほど挙げた MDRD コホートで，24 時間蓄尿カリウム排泄量を解析した研究がそれぞれ発表されました。結果はこちらです。

表8.1　CRIC と MDRD の比較

	生命予後	CKD 進行
CRIC	相関なし	排泄量多いほど有意に多い
MDRD	排泄量が多いほど有意に良好	相関なし

陣内：割れましたね。これを受けて，2020 年の KDIGO/KNF ガイドラインも『カリウム値に合わせて摂取量を調整することはリーズナブルである』と，歯切れの悪い文言になっています。これでは，患者さんからの「みかんは何房までならいいですか？」の答えにはならないですね。

椎家：ええ，ケースバイケースですからね。ただ，近年は少し見方が変わってきたようです。ガイドライン発表と同じ年に行われた国際腎臓学会の会議では，カリウムを制限する直接的なエビデンスはなく，カリウムが豊富な食事のよい効果

を奪っているのかもしれない，といった話も出てくるようになりました。

陣内：2021年には，透析依存，非透析依存どちらのCKD患者さんにおいても，3日間の食事内容の記録から推算したカリウム摂取量と，高カリウム血症の間に相関はなかった，という発表がでました。果物や野菜の摂取を推奨する立場にすれば，朗報ですね。

椎家：さらに，先ほどの研究では割れましたが，他にも尿中カリウム排泄量が多いほど腎予後が良いことを示す報告が数多く出ました。観察研究ですから相関しかいえませんが，抗炎症作用や抗線維化効果など，機序の仮説も推察され始めています（図8.1）。

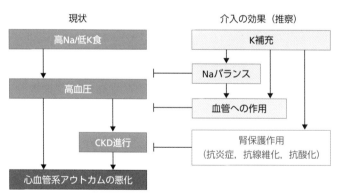

図8.1　カリウム補充による予後の改善（仮説）
（文献5より許可を得て転載）

これを受けて，CKD患者さんにカリウム製剤を内服させ

てCKDの進行を抑制することができるかというRCT[6]も行われています。CKD患者さんにカリウム製剤を出すなんて、一昔前は考えられないことでした。今でも、いきなり処方したら上級医に怒られるでしょうね。

陣内：それもそうですが、「腎臓病にカリウムはNG！」と教わっている患者さん本人が混乱するでしょうね。ちなみに、みかん一房あたりのカリウムは0.3〜0.4 mEqだそうです。高カリウム血症でなければ、1房単位で制限することはなさそうですね。問題は、急にカリウム値が上がった時ですよね。

椎家：ええ。その際には、いくら相関がないとはいえ、カリウム豊富なもの、たとえば旬の食材、抹茶、黒糖、青汁などを積極的に摂っていないか聞き取る必要がありますね。もっとも、そのあとどうするかは、これまたケースバイケースだと思いますが。

陣内：そうですね。控えてもらうか、カリウム吸着薬を増やすか、カリウムに影響する薬を調節するか…カリウムの値にもよりますよね。

椎家：アリストテレスのいうネフロシス…じゃなかった、フロネシス（注：「実践的な智恵」の意）の見せ所ですね。
　CKDにおいてRAS阻害薬を最大限の用量で内服する重要性が再認識されるようになり、さらにDKDではMRA（フィネレノン）併用のRCTも出ました。これらはカリウム値を上昇させるわけですから、今後は高カリウム血症をいかにコントロールするかがますます重要になります。カリウム吸着薬を

使ってでも，RAS 阻害薬と MRA の用量を増やそうという考え方もあります。時代は変わりつつありますね。

遠い目標，食塩 6 g

陣内：減塩は必須ですね。ガイドラインにも『高血圧と尿蛋白が抑制されるため，6 g/日未満の食塩制限を推奨する』とあります。満額回答といいたいところですが，『末期腎不全，総死亡，CVD イベントに対する効果は不明』という但し書きがついています。どういうことでしょうか。

椎家：血圧と尿蛋白への効果は間違いないですね。食塩制限しておかないと RAS 阻害薬の効果も半減します。ただ，但し書きに挙げられたハードエンドポイントについては，観察研究に頼らざるをえないこともあり，エビデンスとしては確立されていないのが現状です。

　観察研究であれば，先ほども紹介した CRIC コホートで，約 6 年の観察期間でナトリウム排泄量が 4.4〜4.5 g/日以上の群の CKD 進行，総死亡，CVD イベントのリスクが，2.6〜2.8 g/日未満の群に比べて有意に高かったことが報告されています。予想される妥当な結果だと思います。

　ところで，減塩といえば食塩相当量の指標とナトリウムの指標が混在していますから，整理しましょう。まず，食塩 6 g はナトリウム 2.4 g です。そしてナトリウム 2.4 g は 104 mEq です。なお，海外ではナトリウム 2.3 g 未満という半端な量が推奨されていますが，これはナトリウム 100 mEq 未満という意味です。

陣内：ありがとうございます。上限値はいいとして，今回のガイドラインは摂取量の下限値を設けていません。エビデンスが少ないためだとは思いますが，そもそも6gに到達することからして，難しい目標です。

　患者さんには，「調味料を使わないくらいの気持ちで」「素材の味を感じられるように」などとお伝えすることもあります。食塩でなければ，醤油など塩分を含む調味料を使ってよい，と思われることもありますから。

　それにしても，現代社会は塩分に溢れていますよね。食塩制限ができない患者さんをみると，患者さんだけのせいではないのに…といいたくなります。

椎家：わかります。それこそ，公衆衛生的に"マス"で取り組むべき問題ですよね。2019年には日本高血圧学会が，社会全体に対する「6グラムを目指した6つの戦略」からなる『減塩東京宣言』を出しました。また，2023年には食器に微弱な電流を流すことで塩味を強く感じさせる研究がイグ・ノーベル賞を受賞し，商品化されそうです。こうした取り組みにも期待しましょう。

アシドーシスの食事療法は『推奨できない』から 『提案する』へ

陣内：CKD患者さんの代謝性アシドーシスといえば，炭酸水素ナトリウムなどの薬物治療の印象ですが，食事療法もあります。まずはガイドラインをみておきましょう。『内因性酸産生量を抑制し，腎機能悪化を抑制する可能性があるため，アルカリ性食品（野菜や果物など）による食事療法を提案す

る』とあります。

椎家：ふむ，あまり見慣れない言葉が出てきました。「ないいんせいさんさんせいりょう」。口にすると早口言葉みたいですね。英略語は「NEAP（net endogenous acid production）」と読むようです。ではここからは NEAP と呼んでいきましょうか。NEAP とは，食事で摂取する酸と，体内で作られる有機酸の総和です。食事で摂取する酸は，つまり酸性食品とかアルカリ性食品とかのことですね。

陣内：酸性食品の代表は肉，アルカリ性食品の代表は野菜と果物です。酸性食品，アルカリ食品は患者さんの関心も高いところですね！

椎家：そうですね。じつは，NEAP は計算できます。食事内容からの計算式はいくつかありますが，もっとも簡潔なのはこれです。

$$\text{NEAP}\,[\text{mEq/日}] = \frac{\text{蛋白}\,[\text{g/日}]}{\text{カリウム}\,[\text{mEq/日}]} - 10.2$$

　蛋白が酸，カリウムがアルカリということですね。そういえば，カリウムの“カリ”とアルカリの“カリ”は，どちらも灰を意味するアラビア語（qalīy）でした。腎臓にとって NEAP は酸負荷ですから，腎臓はそれを排泄することで恒常性を保っています。

陣内：恒常性といえば，1914 年には腎生理学の祖，クロー

ド・ベルナールが「**草食動物の尿はアルカリ性に，肉食動物の尿は酸性になる，というのは常識である**」と述べていましたよね。ということは，NEAP は尿からも求められるのでは。

椎家：おっしゃる通りです。ただ，産生量と全く同じとは限らないので，こちらは酸排泄量（net acid excretion：NAE）と呼ばれています。なお，腎臓は H^+ をアンモニアなどにくっつけて，より無害な形で排泄していますので，アンモニウムイオン（NH_4^+）濃度などを含む下式で計算します。

$$NAE〔mEq/日〕＝尿 NH_4^+ ＋尿滴定酸－尿 HCO_3^-$$

陣内：なかなか日常臨床で測定することがないので忘れていましたが，専門医を取るときに習った気がします。「酸（60〜100 mEq/日）をすべて H^+ で排泄したら，尿が胃酸並みの強酸性（pH 1〜2）になってしまい，腎臓がただれてしまう!」というお話ですよね。

椎家：ええ。余談ですが，NH_4^+ 排泄は図 8.2 のように不思議で複雑な仕組みになっています。酸を排泄するのも楽じゃないですね（笑）。
　さて，酸排泄量の低いことと NEAP が高いことは，いずれも腎機能低下や末期腎不全への進展の独立したリスク因子であることがわかっています。排泄できないのも，摂り過ぎるのもいけないということは，酸がたまるということですね。たまった酸は，腎間質で RAA 系分子やエンドセリン 1 などを産生させ，補体を活性化することで炎症や線維化を起こすといわれています。

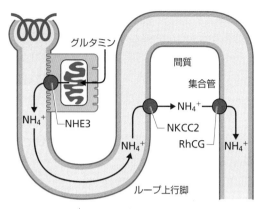

図 8.2　NH_4^+ による酸排泄
近位尿細管のミトコンドリアでグルタミンから NH_3 が作られ，NHE3 交換体（第 6 章参照）などから尿細管腔に入り，ヘンレ係蹄で NKCC2 チャネルから間質に出て，集合管の RhCG チャネルなどから集合管腔に再び入る。

陣内：それで，中和しようということですよね。炭酸水素ナトリウムの話はのちほど扱うとして（第 11 章），野菜＋植物にはどんなエビデンスがありましたっけ。

椎家：有名なのは，2012，2013，2014 年にそれぞれ発表された，高血圧性 CKD 1/2 期，3 期，4 期の患者さんを対象にした 1 施設 RCT です[6〜8]。炭酸水素ナトリウム群と，同量のアルカリを含む野菜＋果物群を比較したところ，酸排泄量の低下，eGFR 低下率，尿 NAG（N−アセチル−β −D−グルコサミニダーゼ）などの間質マーカーは炭酸水素ナトリウムと同等で，カリウム値の上昇は見られませんでした。

陣内：思い出しました。むしろ，血圧と体重は炭酸水素ナト

リウム群よりも下がっていましたよね。このあと，「酸制限食ブーム」到来かという，野菜と果物の効果を宣伝する論調が目立つようになりました。ただ実臨床では，高カリウム血症が懸念されることや，上記 RCT が非糖尿病合併の CKD 患者さんを対象としており，遠いお話の感もありました。

椎家：そうですね。2018 年に出た前版の CKD ガイドラインでは野菜や果物を『推奨することはできない』でしたが，それが今回『提案する』に変わりました。これは主にはカリウムの知見が増えたからでしょう。リスクが低い，つまり RAS 阻害薬の使用や糖尿病合併のない患者さんで高カリウム血症の増加が見られなかったという研究が追加されたことと，先ほど紹介した CKD 患者さんでカリウム摂取量とカリウム値に相関がなかったという研究などが後押しになりました。

陣内：現場としては，新規のカリウム吸着薬が増えたこともあり，CKD 患者さんに果物や野菜の摂取を勧める閾値が少し下がった面もあります。ただ，高カリウム血症のリスクが高い患者さんには引き続き注意が必要ですし，糖尿病合併の患者さんでは果物の糖分にも注意ですね。

参考文献

1. Yamagata K, Makino H, Iseki K, et al. Effect of Behavior Modification on Outcome in Early- to Moderate-Stage Chronic Kid-

ney Disease：A Cluster-Randomized Trial. PLoS One. 2016；11
（3）：e0151422　PMID：26999730

2. 日本腎臓学会．サルコペニア・フレイルを合併した保存期CKDの
食事療法の提言．日腎会誌．2019；61（5）：525-556．

3. Klahr S, Levey AS, Beck GJ, et al. The effects of dietary protein
restriction and blood-pressure control on the progression of
chronic renal disease. Modification of Diet in Renal Disease
Study Group. *N Engl J Med*. 1994；330（13）：877-884. PMID：
8114857

4. Garneata L, Stancu A, Dragomir D, et al. Ketoanalogue-Supple-
mented Vegetarian Very Low-Protein Diet and CKD Progres-
sion. *J Am Soc Nephrol*. 2016；27（7）：2164-2176. PMID：
26823552

5. Gritter M, Vogt L, Yeung SMH, et al. Rationale and Design of a
Randomized Placebo-Controlled Clinical Trial Assessing the
Renoprotective Effects of Potassium Supplementation in
Chronic Kidney Disease. *Nephron*. 2018；140（1）；48-57.
PMID：29961059

6. Goraya N, Simoni J, Jo C, et al. Dietary acid reduction with fruits
and vegetables or bicarbonate attenuates kidney injury in
patients with a moderately reduced glomerular filtration rate
due to hypertensive nephropathy. *Kidney Int*. 2012；81（1）：86-
93. PMID：21881553

7. Goraya N, Simoni J, Jo CH, et al. A comparison of treating met-
abolic acidosis in CKD stage 4 hypertensive kidney disease with
fruits and vegetables or sodium bicarbonate. *Clin J Am Soc
Nephrol*. 2013；8（3）：371-381. PMID：23393104

8. Goraya N, Simoni J, Jo CH, et al. Treatment of metabolic acidosis
in patients with stage 3 chronic kidney disease with fruits and
vegetables or oral bicarbonate reduces urine angiotensinogen
and preserves glomerular filtration rate. *Kidney Int*. 2014；86
（5）：1031-1038. PMID：24694986

9　腎性貧血

それ，本当に腎性貧血ですか？
〜大腸がんを見逃すこと勿れ〜

椎家：腎性貧血の話に移りますが，CKD–MBD とともに「これぞ腎臓内科の固有領域」という感がありますね。ではまず定義から。腎性貧血は『腎臓においてヘモグロビンの低下に見合った十分量のエリスロポエチンが産生されないことによって引き起こされる貧血であり，貧血の主因が腎障害以外に認められないもの』[1] とされます。CKD 患者さんの貧血がどれも腎性貧血というわけではない，ということですね。そうなると，患者さんは "腎性貧血" というプラカードを下げて来るわけではありませんから，腎性貧血かどうかの見極めが一番大事である，と。

陣内：「CKD 患者さんの貧血＝腎性貧血」という考えなのか，CKD の早期から腎性貧血治療薬が処方されている一般内科の先生方の患者さんをみることがあります。Hb 目標値そのものは達成されているのですが，そんなときは他の原因が見落とされていないか心配になります。

椎家：そうですね。「腎性貧血と思って治療していたが，よく調べたら胃癌や大腸癌が見つかった」という事態は避ける必要があります。日本透析学会の貧血鑑別のフローを見てみましょう（図9.1）。

腎性貧血はチャートの一番左下にあります。貧血のさまざまな原因を除外した上での腎性貧血ということですが，なかでも消化管出血と鉄欠乏性貧血の除外は必須です。

陣内：その2つは貧血精査の際の基本ですから，CKD患者さんでも例外ではありませんよね。ただ，一般的な鉄欠乏性貧血が『血清フェリチン12 ng/mL以下またはTIBC（総鉄欠乏能）360 µg/dL以上』で定義されるのに対して，腎性貧血での鉄欠乏の定義は『血清フェリチン100 ng/mL以下またはトランスフェリン飽和率（TSAT，鉄/TIBCのこと）20％以下』であることには注意が必要でしょう。冒頭の定義もさることながら，腎性貧血には鉄利用障害の要素もあると考えられていますから，フェリチンは高めになります。

椎家：一般内科の先生から「腎性貧血だと思われます」とご紹介いただく患者さんで，前者の鉄欠乏の定義を満たさないものの，後者の鉄欠乏の定義を満たしていることがあります。そのような患者さんでは鉄補充のみで貧血が改善した，なんてこともあります。血清フェリチンおよびトランスフェリン飽和率の検査は一般内科の先生も提出できる検査ですから，基準は知っておいて損はないですよね。

陣内：そうですね。一方，エリスロポエチンですが…先ほどの鑑別フローチャートでは，エリスロポエチンを測定しないと腎性貧血にたどり着けないことになっていますが，正直，私はあまり測定しないです。

椎家：私もわざわざ測定することはあまりしていません。図

9.1 からもわかりますように，腎性貧血は除外診断です。エリスロポエチンを測定しないのならなおさら，除外すべきものはきちんと調べて，除外することが大事ですね。

鉄の補充を忘れていませんか？

椎家：鉄剤投与の話に移りましょう。貧血と鉄欠乏があれば，鉄を補充するのは当然ですね。鉄剤の投与方法は経口と静注がありますが，入院していないかぎりは経口投与される先生が多いかと思います。

　　血液透析患者さんでは回路から静注します。問題は，1）貧血がなくて鉄欠乏がある場合と，2）貧血があって鉄欠乏がない場合でしょうか。まず 1）については，鉄補充をすることで倦怠感などの改善が見られ，QOL が改善したことが報告されています。また，2020 年代には鉄補充が心不全患者さんの入院を減らしたとする試験が相次ぎました。

図 9.1　CKD 患者における血液疾患の鑑別（右頁図）
MCV：平均赤血球容積，Fe：フェリチン，TIBC：総鉄欠乏能，UIBC：不飽和鉄結合能，MDS：骨髄異形成症候群，LDH：乳酸脱水素酵素，EPO：エリスロポエチン。
＊一定度 EPO 増加が認められる症例では，腎性貧血以外の貧血疾患の関与も念頭におく（ただし腎性貧血を否定するものではない）。
＊＊貧血にも関わらず EPO 増加が抑制されているのは腎性貧血に合致する所見。
＊＊＊MDS における貧血は大球性・正球性ともに認められ，網赤血球数も減少から増加まで必ずしも一定しない。MDS では白血球や血小板にも異常を認めることが多いため，この点が MDS を疑う一助になる。診断には骨髄検査が必須であるため，疑った場合は専門家へのコンサルトを考慮する。
（文献 1 より）

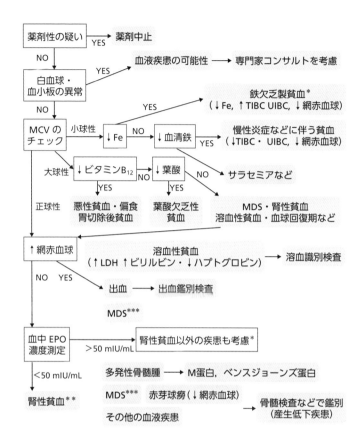

陣内：欧州，南米，シンガポールが参加した AFFIRM-AHF
試験と，英国が参加した IRONMAN 試験ですね。本当な
の？ と思いましたが，米国，欧州，豪州，ニュージーランド
が参加した 2023 年の HEART-FID 試験はネガティブでし
た。スタディごとに鉄欠乏の定義が異なることもあり，何ともい
えません。いずれにせよ日本では貧血がないと鉄剤の保険

適応がなく難しいですかね。

椎家：そうですね。ただ，「心臓も腎臓も貧血はよくない」ということから，心腎連関に似た"心腎貧血症候群（cardio-renal anemia syndrome：CRAS）"という概念も確立されつつあり，今後ますます注目される分野だと思います。
　2）においても，腎性貧血の治療として ESA（エリスロポエチン産生刺激）製剤や HIF-PH 阻害薬を使っても十分な反応が得られない場合には補充することがありますね。例えば，血清フェリチン値が 100 ng/mL 以上でも 200 ng/mL 以下なら鉄剤を投与することもあります。

陣内：それは試す価値がありますよね。血清フェリチン値がその微妙なラインですと，鉄補充で著明に貧血が改善することがありますから。

椎家：HIF-PH 阻害薬が登場するまで，腎性貧血の治療が目標に達していないときには，ESA 製剤を増量するか，鉄剤を増量するかのいずれかを選択する必要がありました。ESA 製剤が高用量になることの害と，鉄を補充することの害のトレードオフですが，欧米は前者を重視していますね。2012 年の KDIGO ガイドラインも，『TSAT 30 % 以下かつフェリチン 500 ng/mL 以下であれば 1〜3 カ月の補充を試みる』ことを示唆していると思います。

陣内：はい，背景には ESA 製剤のコストもありそうですが…。それに対して日本は後者を重視し"鉄過剰"を恐れるわけですが，CKD ガイドラインはというと…鉄欠乏状態がな

い場合の鉄剤投与には言及していません。

椎家：2019年に報告されている米国の多施設RCTが参考になるかもしれません。進行した保存期CKD患者（eGFR＜20 mL/min/1.73 m²）に対してクエン酸第一鉄ナトリウムの効果を調べたプラセボ対照試験です。対象患者は200名程度と少数ですが総死亡，透析導入，そして腎移植の複合エンドポイントで鉄剤投与群に有意な改善を認めました[2]。ベースラインの血清フェリチン値は，鉄剤投与群202 vs. 非投与170（ng/mL），TSATは鉄剤投与群25 vs. 非投与群23（％）であり，明らかな低値ではなくても鉄剤投与の有効性が示唆される報告でした。エビデンスの確立が待たれます。

やみくもに鉄を投与しても無駄

陣内：鉄剤中止の目安も知っておきたいですね。鉄剤の過剰投与は組織への鉄の沈着により逆に臓器障害の原因となります。先ほどのKDIGOガイドライン[3]が『血清フェリチン値が500 ng/mL以下で鉄投与』としているのは，「500 ng/mLを超えないように」ということの裏返しでもありますよね。

椎家：はい。しかし，500という値にエビデンスがしっかりあるわけではありません。300以上，500以上などスタディによってさまざまな上，多くが観察研究のため因果関係の証明にはならないという問題もあります。日本は前述のように鉄過剰を恐れがちですから，血清フェリチンの値が300を超えているのに，さらに鉄を補充しようという医師はまずいないと思います。

陣内：ですね。むしろフェリチン高値で心配すべきは，慢性炎症などによる鉄利用障害でしょう。"機能的鉄欠乏"ともいいますが，近年その分子的病態が解明されました。まず，大きく関わっているのがヘプシジンという分子です。ヘプシジンは鉄過剰や炎症性サイトカインの作用でその産生が亢進し，鉄がマクロファージに仕舞い込まれ（十二指腸から吸収されなくなり），血液中への鉄移行が抑制されるため十分な造血作用が得られなくなります（図9.2）。

椎家：そしてその調節に関わるのが，2019年ノーベル医学・生理学賞でも話題になった低酸素誘導因子，HIF（hypoxia-induced factor）ですよね。こうした成果の甲斐もあり，HIFを分解するHIF-PHを阻害することでHIF活性を高めてヘプシジンを抑えるHIF-PH阻害薬が誕生しました。

陣内：喜ばしいことですね。HIF-PH阻害薬についてはあとでお話しますから，ここでは慢性炎症の原因を同定し治療することの大切さを強調しておきましょう。「実はリウマチを合併しており，その治療によって貧血が改善した」なんてこともありますし。

椎家：おっしゃる通りです。まさに「原因の原因まで診る」という，内科診療の醍醐味ですね。

正常値にしなくてよい腎性貧血治療

陣内：腎性貧血の治療についてですが，ヘモグロビンの一般的な正常値まで戻すことはしないかと思います。ですので，

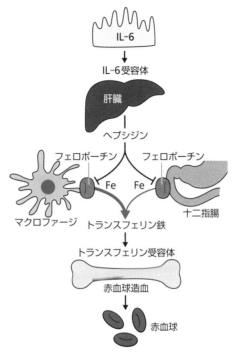

図 9.2　慢性の炎症性疾患にみられる鉄の利用障害の機序
（文献 4 を元に作成）

検査結果を見た患者さんの中には，貧血の治療をしているのに正常値になっていないことにがっかりされる患者さんもいるかもしれません。でも，ヘモグロビンを正常値まで上げない理由はちゃんとあります。

椎家：そうですね。ESA 製剤のお話になりますが，2000 年代に発表された CHOIR 試験，CREATE 試験，TREAT 試験という 3 つの RCT が有名です。Hb 13〜13.5 g/dL 以上

を目標にした ESA 投与で予後が改善せず，むしろ CVD の発症が増えるリスクが報告されました。このため KDIGO ガイドラインでは ESA を使用した場合に Hb を 13 g/dL 以上に上昇させないように明記されています。それまではヘモグロビン値を上げすぎてしまうといったことも散見されていたと記憶していますが，診療が変わりましたよね。

陣内：はい。そして日本でも，2022 年に待望の PREDICT 試験が発表されました。保存期 CKD 患者さん 479 例（非糖尿病，eGFR 8～20 mL/min/1.73 m^2）を対象に，ESA 製剤で目標 Hb 9～11 g/dL と 11～13 g/dL を比較した非盲検 RCT です。主要アウトカムが心血管系イベントではなく透析導入，腎移植，eGFR 6 mL/min/1.73 m^{2}以下への低下，eGFR 50％ 以上の低下であったことは興味深いですが，これらの複合エンドポイントに有意差を認めなかったのですよね。また，心血管系イベントも頻度が少ないながら有意差は見られませんでした。保存期 CKD 患者さんへの ESA 製剤投与時に Hb 13 g/dL 以上にしない，自前の根拠ができた形ですね。

椎家：そうですね。ちなみに，後述する HIF−PH 阻害薬も，ESA 製剤と同じ Hb 目標値を得るよう開発されていますので，目標値は同じと考えてよいでしょう。次に，目標下限値も確認しておきましょうか。

陣内：はい。いままでの RCT から目標下限値は 11 g/dL よりも更に低くてもいいわけなんですが，エビデンスが有りません。患者さんの QOL や病態などに合わせて目標値を設定

する必要があります。今回の CKD ガイドラインでも『10 g/dL を目安として，個々の症例の QOL や背景因子，病態に応じて判断する』ことが提案されています。

椎家：おっしゃる通り，倦怠感や労作時息切れなど QOL に関わる問題です。CKD 患者さんで，いきいきとされている方は，だいたい貧血がよく治療されている印象もあります。ESA 製剤に抵抗性の患者さんは，原因を調べる必要があります。そして基礎疾患に慢性炎症の原因となる慢性疾患がある患者さんは HIF−PH 阻害薬への切り替えが有効なことが多いです。

腎性貧血治療の切り札？ "HIF−PH 阻害薬"

椎家：腎性貧血治療の大きな進歩として HIF−PH（低酸素誘導因子−プロリルヒドロキシラーゼ）阻害薬が登場していますが，これは画期的なお薬です。ESA 製剤と HIF−PH 阻害薬の違いを整理しておきましょう。どちらも腎性貧血の治療薬ですが，ESA 製剤はエリスロポエチンを体外から補うのに対して，HIF−PH 阻害薬はエリスロポエチンを体内で産生させるという大きな違いがあります。またエリスロポエチンと異なり，HIF−PH 阻害薬は鉄の利用障害を改善させます。

　CKD 患者さんの約 10 ％には EPO 不応性の貧血が見られます。これらの患者さんでは EPO の量を増やしても腎性貧血は改善しません。多くは炎症が見られることにより機能的鉄欠乏になっていることが原因と考えられます。EPO 不応性の貧血では絶対的な貧血とは異なり，機能的鉄欠乏，つまり鉄の利用障害が起きています。

陣内：鉄利用障害を改善させる HIF-PD 阻害薬の使用により，そうした患者さんでもヘモグロビンの目標値を達成することがそれほど難しくはなくなってきているんですよね。現在，日本では 5 つの HIF-PH 阻害薬が使えます（表9.1）。ロキサデュスタットは隔日投与ですが，その他は連日内服です。

表9.1　日本で発売されている HIF-PH 阻害薬

一般名	商品名	発売年
ロキサデュスタット	エベレンゾ	2019
ダプロデュスタット	ダーブロック	2020
バダデュスタット	バフセオ	2020
エナロデュスタット	エナロイ	2020
モリデュスタット	マスーレッド	2021

椎家：ESA 製剤が注射薬であったのに対して，HIF-PH 阻害薬は経口薬ですから，開業医の先生方からは ESA 製剤よりも使用しやすいという声も聞きますね。注射薬は在庫を置いておく必要がありますが，内服薬はその必要がありませんから。

陣内：患者さんも，注射は痛いから嫌だという方には朗報でしょうね。一方で，アドヒアランスの影響を受けることや，処方薬がすでに多い方にはさらに負担が増えることなどは考慮する必要があります。

椎家：その点は無視できないですね。ところで，HIF-PH 阻害薬の使用にあたっては，『適正使用に関する recommendation』[5] があります。6 ページとコンパクトながら結構いろい

ろなことが書いてありますが，実地臨床で重要なポイントは
1）：鉄欠乏をしっかり治療することと，2）使用にあたり網膜
症の有無や悪性腫瘍の有無を確認しておくことでしょう。

陣内：1）ですが，HIF-PH 阻害薬はそもそも鉄が十分になけ
ければ効かない薬ですから，鉄補充の重要性は HIF-PH 阻
害薬の登場で今まで以上に強調されるようになりましたよね。
前述の"recommendation"では 『フェリチン＜100 ng/mL
または TSAT＜20％の状態になれば速やかな鉄補充療法を
推奨』 しています。これは血栓塞栓症の話とも関連していま
すね。

椎家：はい。HIF-PH 阻害薬の安全性といえば，特に血栓
塞栓症のリスクが大きく取り上げられていますが，特に鉄欠
乏状態での投与で血栓塞栓症の合併が報告されています。
全体で見ると ESA と比較して HIF-PH 阻害薬において血栓
塞栓症のリスクは同等であったとの報告もありますが，適正
使用のためにも定期的な鉄動態のフォローが必要でしょう。

陣内：そうですね。実際には，気づいたら鉄欠乏になってい
たということがないように，HIF-PH 阻害薬を使用する時には
最初から鉄剤を併用することもあります。

椎家：さて，『適正使用に関する recommendation』の 2）
ですが，個人的にはどちらも理論上のリスクと認識していまし
た。今回のガイドラインに載った 『"適正使用に関する rec-
ommendation"に対する追記』によれば，国内データのプー
ル解析で両者に有意差はなかったそうです。

陣内：確かにそうですね。でも，「だから安心」というのは早計だと私は思います。頻度が少なく，観察期間が短期間なためかもしれませんし。他の施設はさておき，当院では全例，HIF-PH 阻害薬の開始に当たり眼科依頼をしています。

椎家：当院もそうです。ただ，特に HIF-PH 阻害薬の使用例が多い施設では，とてもじゃないけど全例の網膜症の有無をみていられないという施設もあるみたいです。その一方で，眼科依頼をしてから使用するとなると，開業医さんが新規に処方を開始するのには少しハードルがありますかね。

陣内：確かに。ただ，HIF-PH 阻害薬は長期処方もできます。ESA 製剤の効果は長いものでも 1 カ月なのに対して，HIF-PH 阻害薬は，いったん用量が安定してしまえば，3 カ月おきにフォローすることも可能になります。当院では高用量の ESA 製剤を使用している患者さんは，積極的に HIF-PH 阻害薬に切り替えています。
　ただ，CKD が進行しますと腎性貧血以外にもカリウム・リン・重炭酸イオンなどなどさまざまなことのこまめな調整が必要になります。やはり CKD 患者さんはこまめな外来のフォローが必要になりますよね。

椎家：そうですね。3 カ月おきというわけにはなかなかいかないですね。こまめな薬の調節はもちろんのこと，頻回に患者さんと会うことでより深いラポールを形成し，末期腎不全が近づく患者さんに「できることをしようとしてくれている」という安心感をもっていただけるといいですよね。もちろん，受診頻度が患者さん本人や付き添いの家族の負担になっている方

もいるでしょうから，ケースバイケースになってしまいますが…。

参考文献

1. 2015年版 日本透析医学会 慢性腎臓病患者における腎性貧血治療のガイドライン．日本透析医学会雑誌 2016；49（2）：109-113.

2. Block GA, Block MS, Smits G, et al. A Pilot Randomized Trial of Ferric Citrate Coordination Complex for the Treatment of Advanced CKD. *J Am Soc Nephrol*. 2019；30（8）：1495-1504. PMID：31278194

3. Chapter 2：Use of iron to treat anemia in CKD. In：Summary of Recommendation Statements *Kidney International Supplements*. 2012；2（4）：283-287. DOI：https://doi.org/10.1038/kisup.2012.41

4. 日本鉄バイオサイエンス学会 治療指針作成委員会 編．鉄剤の適正使用による貧血治療指針 改訂第3版．響文社，2015．＜https://jbis.bio/wp-content/uploads/pdf/zyouzaiv3.pdf＞最終アクセス2024年5月

5. 日本腎臓学会 HIF-PH阻害薬の適正使用に関する recommendation 策定委員会．HIF-PH阻害薬適正使用に関する recommendation．＜https://jsn.or.jp/data/HIF-PH_recommendation.pdf＞最終アクセス2024年5月

10 CKD-MBD(mineral and bone disease)

陣内：さて，CKD-MBD ですが，この話題は非腎臓内科医を遠ざける印象です…といいながら，私も未だに"MBD"だったか"BMD"だったかわからなくなります（笑）。腎臓内科医でもなかなかアップデートしきれない領域ですし，知見が増えるほど却って難解になる"沼"感があるテーマです。

椎家：そうですね。しかし，難解ではありますが，CKD-MBD の治療は患者さんの骨や血管を，ひいては心臓や腎臓を守ることにつながります。理解が進めばブレイクスルーにつながる可能性もありますから，期待しましょう。なお略語がわかりにくければ「骨密度の BMD（bone mineral density）ではない」と覚えてもよいかもしれません。

リン吸着薬は何のため

陣内：それでは沼にハマっていきましょう。まずは保存期 CKD 患者さんに対するリン降下療法ですね。CKD ガイドラインを見てみましょう。『末期腎不全への進展リスクを抑える可能性があるため，吸着薬の使用を提案する』とあります。

　これは斬新ですね。多くの腎臓内科医は，血管と骨を守るという大義名分で高リン血症を治療していると思います。CKD 診療ガイド 2012 にも，血管石灰化や生命予後への影響が強調されていました。私も，患者さんには「骨が溶けて，その成分が血管に付いてカチカチになるのを防ぎましょ

う」などとお伝えすることが多いです。

椎家：腎予後についてのエビデンスのなかには，2019年に米国のグループが発表した，クエン酸第二鉄の試験があります[1]。eGFR 20 mL/min/1.73 m²未満の CKD 患者さん133人を対象にした試験で，観察期間中の透析開始が投与群で有意に低い（23%，非投与群では 48%）結果でした。

　この結果に対し，リンの降下作用がよかったのか，それとも鉄の補充したのがよかったのか，という話になりました。確か，クエン酸第二鉄の投与群では貯蔵鉄が増え，貧血が改善し，ESA（腎性貧血治療薬）が少なくて済んだかと。もっとも，研究グループは最初から一石二鳥を狙ったのでしょうが。患者さんの内服する錠数も減りますからね。

　ただし，プラセボ非対照でしたし，そもそも1施設のパイロット試験でした。今後のより大規模な RCT に期待しましょう。

陣内：ところで，腎予後と並んでもう1つの大事な予後，生命予後の観点からはどうでしょうか？ 高リン血症と生命予後には明らかな相関がありますが，仮説（図10.1）のように逆もまた真なのでしょうか。

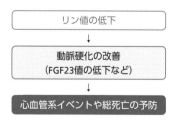

図 10.1　高リン血症と生命予後に関する仮説

椎家：実は，保存期 CKD においてリン降下療法により腎予後や生命予後が改善したというエビデンスは確立されていません。また，どれくらいリン値を下げたらどれくらい利益，あるいは害があるかについてのデータにも一貫性はありません。そのため，2017 年の KDIGO ガイドラインでは，正常範囲（normal range）を維持するという提案がなくなりました。

　現実には正常範囲内を目標とすることが多いですが，line in the sand（注：「とりあえず引いた線」の意）の感は否めません。何かしらはないと困りますから。逆にいうと，正常範囲のリン値を治療することは推奨されていませんが，最近は循環器領域を中心に，正常範囲でもリンを下げた方がよいという考えがありますよね。

陣内：ええ。正常範囲内でも，リンが高めだと心血管系イベントや総死亡のリスクが高いことは以前から知られています。循環器内科医は内膜の粥状動脈硬化に関連するコレステロールを各種の降下薬で下げてきましたから，中膜の異所性石灰化に関連するリンが次のターゲットというわけですね。

　「フッ素のように，水道水にリンを下げる薬を混入したら良いのでは」といった冗談も私の周りではたまに聞こえてきます。CKD 患者さんの高度に石灰化した血管病変を循環器内科医にドリルやカンナのような機械で削ってもらう立場の腎臓内科医としては彼らに頭が下がりますが，本当に正常範囲のリン値を下げるメリットがあるのかは未解決の課題です。

椎家：そうですね。2020 年に発表された IMPROVE–CKD 試験[2]も記憶に新しいところです。オーストラリア・マレーシア・ニュージーランドの CKD 3b/4 期でリン値が 3.1 mg/

dL 以上の患者さんを炭酸ランタン群とプラセボ群に分けたもので，LDL コレステロールが「低ければ低いほどよい（the lower the better）」ことを示した IMPROVE–IT 試験にあやかって，二匹目のドジョウを狙ったのでしょうが…介入群でもリン値が有意に下がらず，動脈硬化の指標にも有意差は見られませんでした。リン値が下がらなかったわけですから，仮説が正しいともいえませんが，間違っているともいえません。

陣内：IMPROVE–CKD に参加した患者さんは 1 日に炭酸ランタン 500 mg 錠を平均 2.57 錠内服していましたから，もっと飲めば差が出たのかもしれませんが…吸着薬ということは，高コレステロール血症の治療に例えると，スタチンや PCSK9 モノクローナル抗体の代わりにコレスチラミンを出すようなものですからね。患者さんの負担を考えても，効果的な降下薬があればよいのにと思います。

椎家：SGLT2 阻害薬のように，尿細管のリン再吸収チャネル NPT2a を阻害する薬が動物実験されています。また，2023 年 9 月には腸管の NHE3 を阻害してリンの吸収を抑制するテナパノールが承認されました（第 6 章参照）。なお，FGF23（線維芽細胞増殖因子 23）に対してはモノクローナル抗体のブロスマブがあり，FGF23 関連低リン血症性くる病・骨軟化症に認可されています。

陣内：FGF23 モノクローナル抗体があるのですね！ PTH（副甲状腺ホルモン）を直接的に下げる CaSR（カルシウム感知受容体）アゴニストが登場した時には「次は FGF23 を下げる薬か？」と思ったものですが。2019 年には測定が保険適

応になりましたし（注：ただし，算定できるのは FGF23 関連低リン血症性くる病・骨軟化症の診断時と治療効果判定時のみ），いつかは CKD–MBD 診療にも FGF23 が取り入れられるようになるといいですね。

リン吸着薬，たくさんあるけど…？

椎家：さて，リン吸着薬も色々ありますが，リンが下がればどれを使っても同じなのでしょうか？　CKD ガイドラインを見てみましょう。『カルシウム含有に比べて，死亡，末期腎不全のリスクや，血管石灰化の進行を軽減する可能性があり，提案する』とあります。「軽減する」ではなく「軽減する可能性がある」ということですね。

陣内：リン吸着薬といえば，アルミニウム製剤の害が有名ですね。1970 年代に明らかになった，アルミニウム脳症です。リン吸着薬としての効果は高かったものの，害が明らかになってから使われなくなりましたので，知らない方も増えていると思います。その後は，ご存知のようにカルシウム製剤が中心になりましたが，今度は血管石灰化の害が問題になりました。

椎家：問題というか，話題というか…ワルファリンと DOAC（直接経口抗凝固薬）の関係にも似て，少し前にホットだった話題，という印象でしょうか。カルシウム非含有のリン吸着薬がたくさん出たこともあり，カルシウム製剤を処方する機会はぐっと減りました。ただ，カルシウム非含有のリン吸着薬が血管石灰化の進行を遅らせる可能性はありますが，生命予後

についてのエビデンスは十分ではないのが正直なところです。

陣内：今版と前版の CKD ガイドラインを比較しても，目立った新しいエビデンスはありません。予後が変わらないのなら安価な薬をということで，カルシウム製剤の処方にこだわる先生もいますよね。

椎家：そうですね。ただ，血管石灰化の重要性が叫ばれるようになり，冠動脈石灰化（coronary artery calcification：CAC）スコアなどに触れる機会も増えました。今後そのあたりの知見が充実すると推奨レベルも変わってくるかもしれません。

陣内：個人的には，**血管石灰化が強いと腎臓を移植する際に動脈をつなぐのに苦労する**点が心配です。

カルシウムに拮抗し，石灰化を抑制するマグネシウム

椎家：いまホットな話題といえば，やはりマグネシウムでしょう。あぁ，そういえば『鉄は熱いうちに打て』といいますが，マグネシウム合金を高温で加工する際には，出る屑が非常に燃えやすいため，その扱いに注意が必要だそうですよ。

陣内：へぇ…！ もう少しマグネシウム合金の扱いについて聞きたいところですが，治療のほうに戻します。2017 年の KDIGO ガイドラインにも，マグネシウム含有リン吸着薬の開発・研究が望まれるという一文が載りました。臨床データがあるのはカルシウムや鉄にマグネシウムを配合した薬です

が，マグネシウムに最も期待されているのは，リンの吸着作用よりは血管石灰化の抑制作用だと思います（図10.2）。

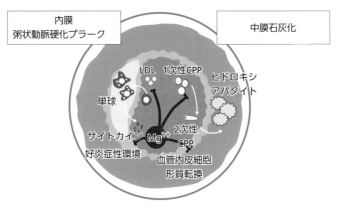

図10.2　マグネシウムと血管石灰化
CPP：carciprotein particle。
（文献3より許可を得て転載）

マグネシウムが石灰化を抑制するというのは驚きですが，いわれてみれば尿路結石を予防したり，平滑筋を弛緩させたりと，マグネシウムにはカルシウムに拮抗するイメージがありますよね。どちらも2価の陽イオンですが，マグネシウムは水分子がたくさん付着してイオン半径が巨大なため，カルシウムが通る孔を塞いでしまうのだとか。

椎家：臨床的にも，2019年に日本から研究結果[4]が発表され，CKD患者さんに酸化マグネシウムをあえて投与したことでも話題になりましたね（第6章参照）。CKD 3/4期の患者さんに酸化マグネシウムを平均で約500 mg/日投与したところ，プラセボ非対称ながら，2年間の観察で非投与群に比

べて CAC スコアが改善していました（図 10.3）。

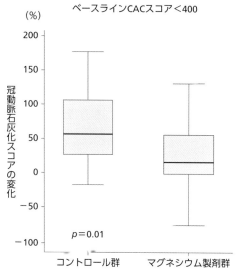

図 10.3　保存期 CKD に対するマグネシウム
製剤の冠動脈石灰化（軽度〜中等度
群）への影響
（文献 4 より許可を得て転載）

　胸部大動脈の石灰化スコアは不変だったものの，石灰化
をターゲットにした治療としては大きな一歩ですね。また，
CAC スコアの改善は石灰化が高度な群よりも軽度〜中等度
の群でより顕著で，冠動脈石灰化が高度になる前の介入が
効果的なことが示唆されました。

陣内：平均の血清マグネシウム値も，2.0 mg/dL から 2.3

mg/dL の上昇に留まっていました。これくらいなら，むしろ好ましい変化ですよね。

椎家：ええ。効果と安全性のどちらもよい結果でしたが，プラセボ非対称なオープンラベル試験であったため，RCT が待たれていました。しかし，2023 年にデンマークとノルウェーから発表された MAGiCAL-CKD 試験[5]では，1 年間の観察で冠動脈石灰化スコアに有意差は見られませんでした。

　日本からの報告との違いは，1）プラセボ対照だったことと，2）介入群が酸化マグネシウムではなく水酸化マグネシウムだったこと，3）ベースラインの冠動脈石灰化スコアが高めだったこと，などが挙げられます。あえて弁護するなら，3）については，もっと早期から介入していれば効果があったかもしれません。

　いずれにせよ，血管石灰化の研究は最もホットな領域の 1 つですから，今後のブレイクスルーに期待しましょう。

天然型は日光とサケ，活性型は薬のビタミン D

陣内：さて次は，活性型（1,25 水酸化）ビタミン D 製剤の話です。ガイドラインを確認しておきましょう。『保存期 CKD 患者において，活性型ビタミン D 製剤の投与は適応を症例ごとに検討し，投与を考慮してもよい。ただし，高カルシウム血症を認めた場合は減量・中止することを提案する』とあります。

椎家：まず，活性化前の天然型（25 水酸化）ビタミン D の話

をしましょうか。2000年代頃に，がんや免疫疾患などさまざまな疾患とビタミンD欠乏の相関を示す報告が相次ぎました。当時は万病の元のような雰囲気でしたね。それもあってか，天然型ビタミンDを測定できなかった日本でも2016年に検査が保険収載され，2019年には骨粗鬆症の適応も通りました。

陣内：日光の弱い高緯度地域の問題といわれてきましたが，近年は日本を含む低緯度地域でも欠乏の有病率が高いことがわかっています。骨粗鬆症学会の2015年ガイドラインは，日光を浴びない施設入所高齢者のデータをもとに，1日10〜20μgの25水酸化ビタミンDを摂取するよう推奨しています。もっとも，天然型ビタミンDがあっても活性化できない進行CKD患者さんではその限りではありませんが。

椎家：いずれにせよ，どう摂取するかですね。日本で処方できる天然型ビタミンDは，デノスマブ投与後に低カルシウム血症の予防に内服する，カルシウム・マグネシウムとの配合薬しかありません。そうなると，適切な日光曝露と食品ですが，日本では，ビタミンD総摂取量の8割が魚類由来だそうです。なかでも，サケが有名ですよね。サケといえば，カルシウム降下ホルモンであるカルシトニン注射薬の原料でもあります。そのうちビタミンD製剤もできるかもしれません。それにしても，ビタミンDの領域にはわかっていないことが多いですよね。そもそも，測っていますか？

陣内：実は，天然型も活性型もあまり測っていません。**高カルシウム血症の鑑別で困った時くらい**です。活性型ビタミン

D 製剤を処方することはありますが，血液検査の値でモニタリングするのはカルシウムや PTH で，ビタミン D を用いることはないですから。

椎家：そうですね，高カルシウム血症には注意が必要です。ただ，腎臓内科医が使うアルファカルシドールなどであれば，調節して使っている分には，そうそう起きない印象です。やはり起きやすいのは，より骨粗鬆症治療に特化した，整形外科医が出すことの多い…ということで，次は骨粗鬆症の話をしましょう（笑）。

CKD–MBD と骨粗鬆症，どちらも大切

陣内：さて，保存期 CKD 患者さんの骨粗鬆症の話です。透析患者さんのようにルーチンで骨密度を測定できていないので，耳が痛い，あるいは，骨身に染みる話です。ここでも，まず CKD ガイドラインを見てみましょう。G4/5 期については『根拠となるエビデンスが乏しく，明確な推奨はできない（個々の患者の病態に基づき，リスクとベネフィットを考慮する）』とありますが，G3a/3b 期は次の表のように推奨されています。

表10.1　保存期 CKD における骨粗鬆症治療のエビデンス

薬物	推奨の強さ	エビデンスレベル	備考
ビスホスホネート製剤	2	C	
ロモソズマブ	2	C	
デノスマブ	2	C	低カルシウム血症に注意
PTH 製剤	2	C	二次性副甲状腺機能亢進症合併例では避ける
選択的エストロゲン受容体調整薬（SERM）	2	D	男性・閉経前女性には不適
活性化ビタミン D 製剤	2	D	高カルシウム血症に注意

CKD ガイドライン，p.109 を元に作成

ビスホスホネート

陣内：3a/3b 期まではビスホスホネート製剤が使えますからあまり困らないですよね．むしろ，ビスホスホネートが eGFR 30 mL/min/1.73 m^{2}未満で使えない理由を知りたいです．

椎家：1）効果が遷延して骨のターンオーバーが低下し過ぎてしまう可能性，2）GFR 低下速度を速める懸念，3）治験で除外されていたため有効性が明らかでない，などが挙げられると思います．添付文書上は禁忌でない製剤もありますが，上述のように明確な推奨はできない，ということでしょう．

陣内：1）は確かに，無形成骨（adynamic bone disease）など PTH が著明に低い病態では逆効果ですね．2）はどうして GFR 低下速度が速まるんですか．

椎家：尿細管障害といわれています。静注製剤であるゾレンドロン酸の投与後に特に報告が多かったそうです。ただし、同じく静注のイバンドロン酸では報告がないなど、一貫してはいません。ガイドラインの解説にも『腎機能への影響は特に報告されていない』とあります。

　いずれにせよ、極論すれば残腎機能のない透析患者さんでは使ってもよい可能性があり、米国では骨ターンオーバーが高い骨粗鬆症をもつ透析患者さんにアレンドロン酸を投与する治験が行われました。2023年1月に終了し、まだ論文にはなっていませんが、結果速報では投与群で大腿骨の骨密度が有意に保たれていたようです。

陣内：3）は確か、腎機能の低い患者さんを除外していなかった頃の治験データが解析されていましたよね。Cockroft–Gault式のクレアチニン・クリアランスが15〜30 mL/minの患者さんで、骨折予防効果が見られ、腎機能に変化はなかったかと。今後治験されることはないでしょうが、有効なのかもしれませんね。将棋の「飛車落ち」というか、ビスホスホネートが使えない骨粗鬆症診療は結構厳しいと思っていますので。

椎家：それにしても、Cockroft–Gault式ですか…あの、モントリオールの病院でレジデントを経て呼吸器内科医になるCockroft先生が、腎臓内科ローテーション中の1972年にGault先生と見つけた式ですね。のちにCockroft先生は「体重・年齢・クレアチニン値をプロットしたグラフを見ていたら、啓示に打たれて思いついた」と回想しています。いま腎臓内科を選択期間中の研修医にも、そんな啓示が訪れ

るといいですね。

ロモソズマブ

陣内：お次は抗スクレロスチン抗体のロモソズマブです。骨吸収抑制と骨形成促進の両方の作用をもつ薬ですね。閉経後女性を対象にした FRAME 試験と ARCH 試験のポストホック解析では，eGFR 30 mL/min/1.73 m^2 以上の CKD 患者さんでもビスホスホネート（アレンドロン酸）に比して有意に骨密度を増加させ，骨折を減少させたそうです。

椎家：飛車の上をいく龍王の感もありますね。ただし，eGFR 30 mL/min/1.73 m^2 未満の群では有効性の報告が極めて少ないです。禁忌ではありませんが，低カルシウム血症が発現しやすいとありますので注意は必要でしょう。また，石灰化した血管にいる骨芽細胞にも作用する懸念があるため，添付文書は，腎機能に関わらず過去 1 年以内の虚血性心疾患または脳血管障害の既往歴がある患者への使用を避けるよう求めています。うーん，河合隼雄氏の言葉，「ふたつよいことさてないものよ」を彷彿しますね。

デノスマブ

陣内：デノスマブは，eGFR 30 mL/min/1.73 m^2 未満の患者さんにも割とよく使いますよね。2013 年の承認から 10 年経って，扱いにも慣れてきた感があります。副作用としては低カルシウム血症が知られていますが，カルシウム製剤や活性型ビタミン D 製剤で予防する経験的なコツをもつ医師も多いでしょう。

　ただ，CKD-MBD の一環として 4/5 期の患者さんにどん

どん使われているかといわれると，そうでもないように思います。一方で，透析患者さんには多用されている印象がありますし，どうやら有効なようですから，4/5 期の患者さんにも有効であろうと推論されますね。あぁ，低カルシウム以外の注意点もありましたよね。

椎家：はい。蓄積性がないため，中止するとリバウンドして骨折のリスクが上がります。そのため，打ち続けるか，ビスホスホネートなどに変える必要があります。といっても，ビスホスホネートは使いにくいわけですから，現状では打ち続けることになるでしょう。実際に，透析患者さんなどは打ち続けていますよね。

PTH 製剤と SERM

陣内：では次は PTH（副甲状腺ホルモン）製剤です。テリパラチドなどの PTH 製剤は，前出の表（表 10.1）の備考欄に『二次性副甲状腺機能亢進症の合併例で避ける』とある時点で，腎臓内科医が使うことはあまりなさそうですね。そうした例では PTH を下げようという話になりますが，レグパラ®，オルケディア® などの CaSR アゴニストの多くは維持透析下の患者さんが適応ですので，直接的に PTH を下げるのは難しいですね。

椎家：ええ。そうなると，保存期 CKD 患者さんにおいては低カルシウム血症と高リン血症の治療や，活性型ビタミン D 製剤などで間接的に下げるしかないでしょうね。活性型ビタミン D のお話はこのあとするとして，次の選択的エストロゲン

受容体調整薬（SERM），「サーム」はいかがですか。

陣内：そうですね。2012 年に発表された閉経後女性で クレアチニン 2.6 mg/dL 未満の CKD 患者さんを対象にした多国籍の MORE 試験で，CKD 患者さんにおいても有効性と安全性が確認されているそうです。腎臓内科医が率先して出すことはあまりない印象ですが，出されていても止める必要はなさそうですね。理論上の血栓症リスクも，他のエストロゲン製剤よりは低いようです。

活性型ビタミン D

陣内：最後に，活性型ビタミン D のお話です。先ほど話題になったアルファカルシドール vs. エルデカルシトール（エディロール®）問題について，論点を整理しましょう。まず腎臓内科医は，エディロール® による高カルシウム血症をみる機会が多いです。市販後調査でもこの薬が高リスクなことは明らかなようです。

椎家：カルシウム・アルカリ症候群ですね。制酸薬が登場する前にミルクと炭酸水素ナトリウムで胃潰瘍を治療していた頃に報告されたため，ミルク・アルカリ症候群と呼ばれていましたが，現在は，カルシウムや炭酸水素ナトリウムを内服している CKD 患者さんに骨粗鬆症治療でビタミン D が開始されて起きる例が多いことから，改名されました。
　それに対して，整形外科医はアルファカルシドールでは骨粗鬆症に対する有効な治療にならないと思っているでしょう。確かに，エビデンスはない，あっても非常に弱いようです。

ただし，エディロールもCKD患者さんに特化した試験はない
のが実情です。骨粗鬆症をちゃんと治したいのなら，ビスホ
スホネートやデノスマブなど他の治療薬を検討すべきなのか
もしれません。

陣内：こうして整理すると，この問題は，CKD-MBDの治療
と骨粗鬆症の治療がすれ違っている感がありますね。ガイド
ラインに見つけた，『骨代謝と腎機能の切っても切れない関
係を念頭におきつつ，CKD患者を診る際には骨粗鬆症を，
骨粗鬆症治療を行う際には腎機能を，同時に評価する姿勢
が肝要である』という，仲裁的な解説の言葉が，言い得て
妙だなと思いました。

椎家：そうですね。私も「CKD-MBDを診て骨粗鬆症を診
ず」の感もあったなと反省しました。ピアノの白鍵と黒鍵のよ
うに，両方を踏まえた診療を目指していこうと思います。

参考文献

1. Block GA, Block MS, Smits G, et al. A Pilot Randomized Trial of Ferric Citrate Coordination Complex for the Treatment of Advanced CKD. *J Am Soc Nephrol*. 2019；30(8)：1495-1504. PMID：31278194

2. Toussaint ND, Pedagogos E, Lioufas NM, et al. A Randomized Trial on the Effect of Phosphate Reduction on Vascular End Points in CKD (IMPROVE-CKD). *J Am Soc Nephrol*. 2020；31

（11）：2653-2666. PMID：32917784

3. de Borst MH, de Baaij JHF. Low serum magnesium as a risk factor for peripheral artery disease in chronic kidney disease：an open verdict. *Nephrol Dial Transplant.* 2020；35（11）：1831-1833. PMID：32494818

4. Sakaguchi Y, Hamano T, Obi Y, et al. A Randomized Trial of Magnesium Oxide and Oral Carbon Adsorbent for Coronary Artery Calcification in Predialysis CKD. *J Am Soc Nephrol.* 2019；30（6）：1073-1085. PMID：31036759

5. Bressendorff I, Hansen D, Schou M, et al. The Effect of Magnesium Supplementation on Vascular Calcification in CKD：A Randomized Clinical Trial（MAGiCAL-CKD）. *J Am Soc Nephrol.* 2023；34（5）：886-894. PMID：36749131

11 薬物治療

治療薬：Now and Then

椎家：CKDの薬物治療のお話になります。CKDの薬物治療はここ数年で大きく進歩しました。その体表的なものがSGLT2阻害薬でしょう。その一方で昔から使用されてきた薬もあります。球形吸着炭，炭酸水素ナトリウム，RAS阻害薬はその代表的なものです。球形吸着炭から見ていきましょう。

球形吸着炭

椎家：球形吸着炭（第6章も参照）といってもピンとこないかもしれませんが，商品名のクレメジン®といわれれば聞いたことがあるかもしれません。尿毒素，ウレミック・トキシンを吸着する働きがあります。でもその前に「ウレミック・トキシンとは？」という話をしましょうか。

陣内：そうですね。ウレミック・トキシンは腎障害の進行に伴い体内の蓄積量が増加し，その増加が直接的に臓器障害に影響する分子群の総称です。総称とありますように現段階で90種以上の尿毒症物質が同定されています。よく知られているものとしてはインドキシル硫酸やp−クレシル硫酸があげられ，いずれも酸化ストレス惹起，炎症・線維化促進，血管石灰化作用をもっているとされます（図11.1）。

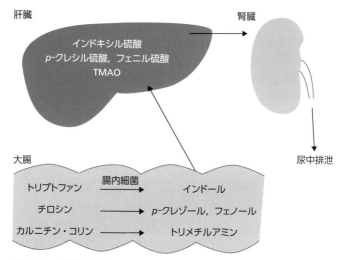

図 11.1　尿毒素産生における腸内細菌叢の関与
TMAO：トリメチルアミン-*N*-オキシド。
（文献 1 より許可を得て転載）

椎家：吸着炭は腸管内でインドールや *p*-クレゾールを吸着して，糞便中に排泄することで体内への蓄積を防いでいます。そのため理論上は尿毒症の発症を遅らせるはずですが，実際はどうかというと，なかなか…。

　まずはエビデンスを見てみましょう。予後を見た大きな RCT が 3 つ。EPPIC 試験，CAP–KD 試験，K–STAR 試験です。名に付いた "エピック" や "スター" から期待のほどがうかがわれますが，残念ながら末期腎不全への進行抑制は認められていません。また生命予後の改善も認められていません。これもまた残念なことに，アドヒアランスが RCT の結果に影響を与えた可能性が指摘されています。たとえば，EPPIC 試験のサブ解析では，服薬アドヒアランスが 67％以

上の患者群では有意な eGFR 低下遅延効果が認められたことが報告されています。

陣内：吸着炭は，処方するときに尋ねると「まだたくさん余ってます」と答える患者さんが非常に多いです。内服が食間であることや飲みにくいことが，アドヒアランスの低さに関係しているのでしょうね。CKD が進行する前の早期，eGFR が約 $20\ mL/min/1.73\ m^2$ 以上の患者さんに使用すればその進行を抑制させる可能性が報告されていますが，実際には「言うは易く行うは難し」の感は否めません。
　腎臓内科医でクレメジンを早期から使用している先生は 1 割もいないのではないでしょうか？　かくいう私も処方していません。発売当初は多くの CKD 患者さんに処方されていたのでしょうが，最近はその処方が減っている印象です。腎臓内科医でも私のように全く処方しない人もいますし，一方で積極的に処方している先生もいますよね。ちなみに，米国では昔から全く処方されておらず，その存在すら知らない腎臓内科医も多いと思います。

椎家：そうですね。ハードエンドポイントが全てではありませんが，アドヒアランスなどの問題を克服した RCT が出てくることを期待したいですね。
　そして，生活習慣のところ（第 6 章）でもお話ししましたが，CKD では健常人と比較して，腸内細菌叢のうち尿毒素の産生に関わる細菌が増えています。ですから，CKD 患者さんではカリウムのコントロールだけでなく，尿毒症の観点からも便通のコントロールが大事です。便秘があると腸内の通過時間が長くなり，腸管内容物からの尿毒症物質の産生が増加

してしまいますので。

　CKD患者さんに便秘があると末期腎不全のリスクが高く，便秘が重度だとGFRの低下速度が速いことが報告されています。その意味で，吸着炭には便秘の副作用がありますので注意が必要です。尿毒症を治療するつもりが，逆に便秘を起こして尿毒症を悪くしては本末転倒ですから。

陣内：そうですね。吸着炭を処方して，便秘になったからさらにアミティーザ®などの下剤も処方して…と短絡的に薬を増やしていきますと，ポリファーマシーにもなります。ただでさえCKD患者さんは他疾患の患者さんと比べてポリファーマシーであることが知られており，透析患者さんのデータではなんと1日平均30錠以上内服しています！　実に気をつけたいポイントです。

炭酸水素ナトリウム

陣内：炭酸水素ナトリウムの話に移りましょう（第8章も参照）。まず，ガイドラインには『代謝性アシドーシスを伴う保存期CKD（CKDステージ3〜5）において，腎機能低下を抑制する可能性があり，浮腫悪化に注意しながら行うよう提案する』とあります。

椎家：この薬も腎臓内科領域に特有の薬の1つでしょう。緊急透析適応の"AIUEO"の最初の"A"がアシドーシスなことからもわかるように，腎機能が低下すると酸を排泄しにくくなり，酸がたまります。そして酸がたまると，緩衝する血液中の重炭酸イオン（HCO_3^-）が減ります。

A	アシドーシス (acidosis)
I	薬物中毒 (intoxication)
U	尿毒症 (uremia)
E	電解質異常 (electrolyte abnormalities)
O	溢水 (overload)

　たまった酸は骨や筋肉を溶かすので，従来アシドーシス治療は CKD-MBD の一環と見なされていました。しかしその後，アシドーシスが腎障害を起こすことがわかり，治療によって CKD の進行，すなわち eGFR の低下を抑えた報告が集まりました。また eGFR が比較的保たれている試験において介入群で良好な結果が得られており，より早期に介入することで腎代替療法の開始を遅らせる可能性も指摘されています。それで，上記のガイドラインに至ったわけですね。

　ガイドラインについてより詳しく記しますと，CKD G3b 期から静脈血ガス分析を検査に加え，HCO_3^- 濃度が 22 mmol/L で炭酸水素ナトリウム 1 日当たり 1.0 g ないし 1.5 g から治療を開始することを提案しています。動脈血で測るほうが正確ですが，穿刺の手間とリスクを考え，外来では静脈血液ガス分析で代用していますよね。

陣内：HCO_3^- 濃度が出てきました。日本では生化学で測定する習慣がないため，血液ガスになりますが，開業医の先生方が測ることはあまりないと思います。腎内にこられた患者さんから「今回から採血結果に"ガス"っていうのが入っていたのですが，あれはいったい何ですか?」と驚かれることもありますので，「酸のたまり具合を見るものです」とお伝えしています。

椎家：はい。ただ，血液ガスあるいは HCO_3^- 濃度を測定していなくても，血清 Na^+ と血清 Cl^- の値から代謝性アシドーシスの存在を疑うことができます。具体的には Na^+-Cl^- を計算します。これは通常，血清 Na^+ の正常値140，血清 Cl^- の正常値104として36となりますので，この値が36以下なら代謝性アシドーシスの存在を疑います。もちろん確定には血液ガスの測定が必要にはなりますが。

陣内：投与量の調節は当然必要で，HCO_3^- 濃度を24 mmol/L 前後に調節することが多いですね。ただ副作用として，ナトリウム負荷による浮腫があります。炭酸水素ナトリウム投与は，減塩が推奨される CKD 患者さんにナトリウムを負荷することになります。塩化ナトリウムと同じ扱いはできないという議論もありますが，実臨床では炭酸水素ナトリウムの投与開始後に浮腫が出現した患者さんを見かけることは少なくありません。

椎家：RCTのメタ解析においても特に高用量の炭酸水素ナトリウムでは浮腫およびその悪化が認められていますし，すでに浮腫のある患者さんや心不全患者さんでは使いにくいですね。そういう場合には，ループ利尿薬を用いるほうがよいと思います。Na^+ と K^+ と酸（H^+）を捨てることになりますから，一石三鳥？　ですね。

　他の選択肢としては先ほど栄養のところ（第8章）で話題にした野菜と果物によるアルカリ補充のほか，すでに認可された薬では，カリウム吸着薬が注目されています。K^+ と NH_4^+ は大きさも荷電も同じであることから，これらの薬はどちらも吸着できると考えられるためです。新規吸着薬の

sodium zirconium cyclosilicate（ロケルマ®）では，NEU-TRALIZE試験も進行中です。未認可の薬ではこちら"veverimer"があります。

陣内：日本語でどう読むのでしょうか？　ヴェヴェリマー？

椎家：それだと発音しにくいので，ベベリマーと音訳されることが多いですね。H^+とCl^-を吸着する樹脂で，Na^+だけでなくCO_2も含まないのが特徴です。2019年に発表されたプラセボ対照の第Ⅲ相試験では，HCO_3^-濃度やADLを劇的に改善させ，統計的にはパワー不足ながらも腎予後と生命予後の改善も見られました。

陣内：それはすごい。カーボンニュートラルとは，時代にも適合していますね。これはいつごろ認可されるのですか？

椎家：それは…未定です。第Ⅲ相試験の発表後，米国FDAはベベリマーの認可を見送りました。治験施設の多くが東欧諸国なことや，腎保護効果がきちんと証明されなかったことが理由でした。その後，腎予後に特化したVALOR−CKD試験が行われました。
　先に出てきたフィネレノン（第2章，第4章参照）の話に似ていますが，安価な炭酸水素ナトリウムと比べて副作用が少なく，かつ腎保護作用まで立派に証明できれば，ブロックバスターばりの大ヒットを狙えます。日本腎臓学会の学術総会でも"ゲームチェンジャー"などと注目されていたと記憶していますが…2022年10月に製薬会社のプレスリリースで，腎不全による死亡，末期腎不全，40％以上のeGFR低下という

主要アウトカムに有意差がなかったことが発表され，2024年1月に論文が出ました[2]。差がつかなかった原因として，プラセボ群でも介入群と同じくらい HCO_3^- 濃度が改善していたことなどが挙げられています。

陣内：それは残念です…となると，現状は炭酸水素ナトリウム，利尿薬，野菜と果物ですね。カリウム吸着薬の試験にも期待したいです。

SGLT2 阻害薬は万能薬？

椎家：何度目かの SGLT2 阻害薬の登場です。SGLT2 阻害薬は HIF-PH 阻害薬と並び，ここ数年の CKD 診療の大きな進歩の1つですね。SGLT2 阻害薬は CKD 患者の腎予後はもちろんのこと，腎性貧血，低マグネシウム血症，低ナトリウム血症などの改善効果もあり，万能薬の様相を呈しています（図11.2）。

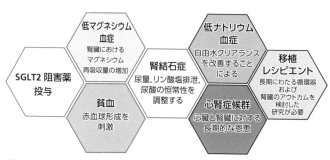

図 11.2　SGLT2 阻害薬が効果をもたらす可能性のある疾患とその機序

（文献3より許可を得て転載）

陣内：そうですね。もとは糖尿病の薬ですが，ここでお話しするように非糖尿病患者さんへの使用が広がっていますので，先にもお話したように，私は外来では「腎臓を休ませるお薬」とお伝えすることが多いです。一生懸命グルコースを取り込まなくてもよいですよ，という意味合いです。

椎家：なるほど。ただ，それだと誰にでも腎保護効果があるように聞こえてしまうかもしれません。エビデンスとなると話は別ですから，整理しておきましょう。CKD 診療ガイドラインの糖尿病非合併 CKD 患者さんについての記載を，下記のように表にしてみました。

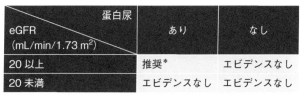

eGFR (mL/min/1.73 m^2)	蛋白尿 あり	なし
20 以上	推奨*	エビデンスなし
20 未満	エビデンスなし	エビデンスなし

*腎機能低下の進展抑制および CVD イベントと死亡の発生抑制が期待できるため

陣内："推奨"の根拠といえば，2020 年発表の DAPA-CKD 試験と 2022 年発表の EMPA-KIDNEY 試験ですよね。それぞれ糖尿病非合併 CKD 患者さんが 32%，54% 含まれていて，介入群ではプラセボ群と比較して各種の主要評価項目が有意に抑制されていました。これらをもって，糖尿病のあるなしにかかわらず，CKD 患者への SGLT2 阻害薬のエビデンスがより強固なものになりました。

椎家：はい。逆に，これらの試験で調べられなかった領域

がエビデンスの限界ともいえます。まずは蛋白尿のない，すなわちアルブミン尿が 30 mg/gCr 未満の方々ですが，調べられたのは EMPA-KIDNEY 試験に参加した患者さんの約20％だけでした。そして，彼らの主要評価項目に有意差はなかったのですが，イニシャルドロップ後の eGFR 低下率は有意にゆるやかになっていました。

陣内：サブ解析を見ますと，蛋白尿が多いほど腎保護作用が強いように見えますが，eGFR 低下率が有意にゆるやかになるなら，使いたいと思う患者さんもいるかと思います。また，先に触れたように，心保護作用は蛋白尿のない群でも示されていますよね（第 4 章）。『エビデンスがない』という文言は，医師の裁量を許す表現と感じます。続いて，eGFR 低下例についてはどうですか。

椎家：これも DKD の話題（第 4 章）で触れられていたように，DAPA-CKD 試験には 25 mL/min/1.73 m^2 以上，EMPA-KIDNEY 試験には 20 mL/min/1.73 m^2 以上の CKD G4 期の患者さんが含まれていましたが，いずれも SGLT2 阻害薬投与群で CKD の進行が有意に抑制されていました。調べられなかった 20 mL/min/1.73 m^2 未満ではエビデンスが存在しないことになりますが，「19 mL/min/1.73 m^2 の患者さんには効きません」とはいいづらいですね。
　CKD 患者さんをみたらまずは，RAS 阻害薬を投与しなくていいのか，次に SGLT2 阻害薬を投与しなくていいのかを考えるのが標準治療となりました。おそらく，多くの患者さんが適応となるでしょう。時代は大きく変わりましたね。

RAS 阻害薬をやめなくていいの？

椎家：先ほど eGFR 低下例に対する SGLT2 阻害薬の是非についてお話ししましたが，今度は RAS 阻害薬を取り上げます。CKD が進行してしまった場合に中止したほうがよいかは以前より議論のあるところでした。現状のガイドラインを確認しておきましょう。

陣内：『CKD ステージ G4/5 の患者の RA 系阻害薬は，RRT への移行リスクに対する影響は不確定であるが，生命予後を悪化させる可能性があるため，CKD ステージ G4/5 では使用中の RA 系阻害薬を中止しないことを弱く推奨する』とあります。

椎家：そうですね。中断側の言い分は，「RAS 阻害薬を内服している分（イニシャル・ドロップで）eGFR が低下しているのなら，理論上は中止すれば eGFR がそれだけ改善するはず」でした。高度が下がっている気球から砂袋を捨てるようなイメージで，2010 年代までは多くの腎臓内科医が経験的に行っていた診療ですが，2020 年代に心血管系予後や生命予後への悪影響も懸念する大規模観察研究が出て，風向きが変わりました。

陣内：2020 年に発表された米国からの報告と，2021 年に発表されたスウェーデンからの報告ですよね。どちらも心血管系イベントと死亡が中断群で有意に高い結果でした。数千人の規模でしたし，前者はプロペンシティー・マッチング，後者はターゲット・トライアル・エミュレーションという新し

い手法を用いて相関以上の関係を示そうとしており，一定の説得力がありました。

椎家：ただ，透析開始は前者で有意差なく，後者で有意差あり・継続群で多い，と結果が分かれました。そこで前向き試験の出番というわけで，英国で STOP-ACEi 試験が行われ，2022 年 12 月に結果が発表されましたが，こちらは継続群と中断群で eGFR，末期腎不全への進行，心血管系イベント，死亡などに有意差は見られませんでした。RAS 阻害薬の中止で有益な結果はなく，逆にいうと継続しても害はないという結果になります。とはいえ，数百人と小規模かつ人種に偏りがあること，プラセボ非対称のオープンラベル試験であることなどから，ランドマークスタディとまではいえない感があります。

陣内：観察研究も RCT もそれぞれ，「帯に短し，たすきに長し」といったところでしょうか。ガイドラインも踏まえると，基本は継続し，ケースバイケースで中止するということになりますかね。その一方で，CKD4/5 期で新たに紹介されてくる患者さんもいると思いますが，そのなかで RAS 阻害薬が処方されていない方がたまにおられ，いまさら腎予後の観点から RAS 阻害薬を始める意味があるのか悩むことがあります。

椎家：そうですね。この辺りもしっかりとしたエビデンスはないのではないでしょうか。ただ，STOP-ACEi 試験で有意差がでなかったのは，継続群では ACEI/ARB の用量調節が，中断群では ACEI/ARB 以外の降圧薬の調節が，医師の裁量に任せられていたためではないかと私は見ています。つまり，

「継続か中止か」の白黒二択ではなく，継続にせよ中止にせよ「うまいことする」のが大切なのかなと。

陣内：その意味でも，一番いいのは早期にきちんとCKD患者さんを紹介いただくことですね!

注意すべき薬物

椎家：先ほども触れましたが，CKD患者さんは他疾患の患者さんと比べてポリファーマシーであることが知られています。ということで，ここからは，CKD患者さんに使用する機会が多い薬物の注意点を見ていきましょう。

そのPPI，本当に必要ですか？

椎家：まずはPPIです。PPIは日本で最も広く使用されている薬の1つですが，その功罪も議論されており，2023年1月に発行された日本内科学会雑誌でも特集されていました[4]。

陣内：腎臓内科領域の問題で思いつくのは腎障害と低マグネシウム血症ですが…ガイドラインを見てみましょう。おや，『CKD発症・進展のリスクとなる可能性があり，治療上必要な場合のみ使用することを提案する』とあります。

椎家：CKDとは少し意外ですよね。PPIといえば，急性間質性腎炎（AIN）によるAKIを起こす代表的な薬として知られています。NSAIDsや抗菌薬が有名ですが，高齢者においては第1位の抗菌薬に次ぐ第2位であったとの報告もありま

すから，特に重要です。また，AIN はなかなか見つけにくいことも知られており，古典的な3徴である発熱，皮疹，関節痛がそろうことはあまりありませんから，発症のタイミングや尿白血球増多などから疑うことが大事でした。

陣内：ですよね。そしてガイドラインで CKD について言及がされているわけですが，ここにはどのような機序が想定されているのでしょう。

椎家：PPI で CKD を発症した人の約半数が AKI を経由しており，残りの半数では直接 CKD を発症していたという報告があります[5]。そして，後者の機序の1つに，先ほど挙げた低マグネシウム血症があります。PPI は消化管からのマグネシウムの吸収を抑制し，低マグネシウム血症の原因となります。また，低マグネシウム血症は，血管内皮細胞障害を介して CKD の発症・進展リスクとなる可能性も示されています。

陣内：低マグネシウム血症といえば，軽度でも CKD の発症・進展リスクとなることが示されていますね。特に長期にわたって PPI を投与して低マグネシウム血症が遷延する場合には，CKD の発症・進展リスクとして看過ごせないものと考えられます。まずは，PPI を投与する際に血中マグネシウム濃度を測定することが大事でしょうか。

椎家：そうですね。また，PPI 投与による CKD の発症は，投与量よりも投与期間に依存している可能性が示されています。特に 30 日を超える長期投与で CKD の発症リスクは有意に上昇するため，漫然とした長期投与を避けるべきです。

陣内：「漫然とした長期投与は避けるべき」は，全ての薬にいえることですよね。**自分の出している薬はなかなかやめづらい**ものですが，定期的に必要性を見直すようにしたいです。そもそも，保険適用では PPI は胃潰瘍および逆流性食道炎の場合 8 週間，十二指腸潰瘍の場合 6 週間という制限がありますから。ところで，制酸薬といえば PPI のほかに H_2 ブロッカーや P–CAB（タケキャブ®）もありますが，これらに腎障害のリスクはないのでしょうか。

椎家：H_2 ブロッカーでは相関は知られていません。P–CABは販売から間もないですが，2022 年に発表された有害事象自発報告データベースの解析では尿細管間質性腎炎の安全シグナルが検出されたため，注意が必要です。

陣内：それでは，現状では H_2 ブロッカーが最も安全といえそうですね。

椎家：日本の消化性潰瘍診療ガイドライン 2020 では基本的に PPI による消化性潰瘍の治療・予防を推奨していますが，腎臓内科医の立場からは「まず H_2 ブロッカー，不応なら PPI」のほうが賢明でしょう。ただし，H_2 ブロッカーは PPIと異なり腎機能低下例に用量調節が必要ですので，そこは注意ですね。

用量調節しても安心できない抗ウイルス薬

椎家：次に，単純ヘルペスウイルス（HSV）と帯状疱疹ウイルス（VZV）の治療薬のお話です。具体的にはアシクロビ

ル，バラシクロビル，ファムシクロビルなどですね。帯状疱疹の患者さんは近年増えていますが，これらの薬を CKD 患者さんに処方する際には注意が必要です。血中濃度が上がることで精神症状を起こしたり，結晶が尿細管を詰まらせて AKI を起こしたりします。

陣内：はい。ガイドラインにも，『AKI 発症頻度が 1％前後であり，腎機能に基づく薬物投与設計が必要』で，『特に注意深く有害事象モニタリングを行うことが望ましい』とあります。AKI は静注アシクロビルによるものが有名で，使用時にしっかり補液するが必要がありますが，それ以外の薬でも AKI の発症は常に注意しなくてはなりません。

椎家：救急外来から入院させようにも，隔離できる部屋や免疫のある病棟スタッフを確保しなければならず，何かと大変ですよね。その意味でも，腎機能を考慮する必要がない肝代謝型薬物であるアメナメビル（アメナリーフ®）の登場は朗報です。ガイドラインにも，『腎機能に基づく薬物投与設計が不要である』とあります。ただし，『CYP3A で代謝されるため，薬物相互作用に留意』ともあります。

陣内：薬物相互作用といえば，具体的にはグレープフルーツをはじめとするフラノクマリンを含む柑橘類，ケトコナゾール，シクロスポリンなどですね。実はアメナメビルの使用経験はまだありませんが，今度その機会があったら使用を検討します。もっとも，ワクチンが広まることでその機会が減るに越したことはないですが。

椎家：「予防は治療に勝る」ですね。15世紀の人文主義者・哲学者エラスムスがいったとされる言葉ですが、彼は10代で両親を腺ペストで亡くしていますから、この警句にはきっと特別な思いがあったのだろうと思います。帯状疱疹も、治療後にひどい神経痛が残ることもあるなど何かと厄介な病気ですから、ぜひ彼の教訓を活かしたいですね。

CKD患者への鎮痛薬の選択

椎家：さて次は、鎮痛薬の選択です。ガイドラインを見てみましょう。『CKD患者に対する鎮痛薬の選択・使用量や期間は、個々の患者の状態に応じて副作用の発現に注意しつつ、必要最小限に調整することが望ましい』とあります。つまりケースバイケースということですね。代表的な薬であるNSAIDs、アセトアミノフェン、そしてガバペンチノイドについて見ていきましょう。

副作用のデパート：NSAIDs

椎家：まずはNSAIDsです。CKD患者への処方でNSAIDsには注意が必要であることはよく知られています。低ナトリウム血症や高血圧などの原因にもなります（図11.4）。

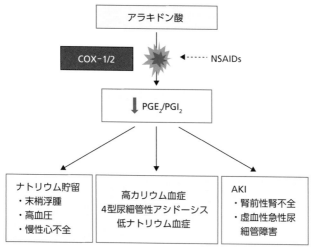

図 11.4　NSAIDs 投与が引き起こす副作用
COX：シクロオキシゲナーゼ，PGE_2：プロスタグランジン E_2，
PGI_2：プロスタグランジン I_2。
（文献 6 より許可を得て転載）

陣内：いままで降圧管理ができていた患者さんの血圧が高めになり，降圧薬を増やす必要があるのかと思いきや，よく聞くと整形外科で NSAIDs を処方されていた，なんてこともありました。NSAIDs は副作用のデパートみたいなお薬ですね（笑）。

椎家：それだけプロスタグランジンが幅広い生理活性をもっていることの裏返しでしょう。ところで，2012 年版の KDIGO ガイドラインにはより具体的なアドバイスが提案されています。

投与を避ける：
　eGFR＜30 mL/min/1.73 m^2
　RAS 阻害薬，利尿薬，リチウム製剤使用中
継続的な投与を避ける：
　eGFR＜60 mL/min/1.73 m^2

　CKD 患者さんの多くは RAS 阻害薬や利尿薬を内服して
いますので，併用には細心の注意が必要ですね。今回のガ
イドラインにも『できるかぎり短期間にとどめ』『常用しないこ
とが望ましい』とあります。

陣内：そうですね。外来で，歯科や整形外科などから術後
の疼痛管理についてアドバイスを求められる時などにも，これ
らを踏まえて「アセトアミノフェンを第 1 選択とし，どうして
の場合のみ NSAIDs の内服を最小限に」とお答えすることが
多いです。

アセトアミノフェンと死語？ フェナセチン腎症

椎家：次に，そのアセトアミノフェンです。NSAIDs が使いに
くいとなると，どうしてもアセトアミノフェンの使用頻度があが
ります。実際，腎機能への影響が少ない薬として CKD にお
ける鎮痛薬のファーストチョイスですね。フェナセチンとは違
いますから。

陣内：フェナセチン…ありましたね…!

椎家：ええ。アセトアミノフェンのプロドラックで，以前は非常によく用いられていた鎮痛薬です。しかし長期投与による間質障害や腎乳頭壊死が報告され，フェナセチン腎症という言葉まで生まれました。さらに発がん性の問題も指摘され，諸外国では1970年代から相次いで発売中止となり，日本でも2001年に発売中止となりました。

陣内：メトホルミンの前に用いられていたものの，致死的な乳酸アシドーシスのため発売中止になったフェンホルミンに似ていますね。しかし，メトホルミンには今でも乳酸アシドーシスについての禁忌や注意事項がありますが，アセトアミノフェンの腎障害については臨床的にもあまり聞きません。

椎家：ガイドラインには，アセトアミノフェンの長期安全性に関する『明確なエビデンスはない』とあります。ただ，古い薬ですし，値段も安いので，RCTなどが今後出てくる可能性は極めて低いでしょう。なお，2020年に発表されたメタアナリシスでは腎障害との有意な相関が示されましたが，あくまでも相関です。いずれにせよ，PPIやNSAIDsと同じで，必要もないのに漫然と用いるのは避けるのが賢明でしょう。

ガバペンチノイド

陣内：ガバペンチン（ガバペン®），プレガバリン（リリカ®），ミロガバリン（タリージェ®）などのガバペンチノイドもよく使用されますが，腎排泄なので用量の調節が必要です。また，浮動性のめまいや傾眠などの副作用は要注意ですので，少量から開始して，少しずつ増やす必要があります。

意外と知られていない副作用に、浮腫があることも押さえ
ておきたいです。機序は不明ですが、カルシウム受容体拮抗
薬に似た末梢血管拡張の説が有力です。CKDやネフローゼ
の患者さんが浮腫で受診され、原病の悪化や再発を疑った
ところ、他科でこれらの薬が追加されていた、なんてこともあ
ります。

オピオイド

陣内：最後におまけでオピオイドです。トラマドールやトラム
セットは腎臓内科医でも処方することがあり、CKD患者さん
では用量調節を行い、便秘や傾眠に注意する必要がありま
す。

椎家：そうですね。一方で、モルヒネはM6G（モルヒネ-6-
グルクロニド）などの代謝産物が腎排泄であり、CKD患者さ
んではそれらの蓄積によって呼吸抑制や悪心・嘔吐などの
副作用が出やすいとされていますから、腎臓内科医が処方
することはありません。意外なところでは、鎮咳薬のリン酸コ
デインもモルヒネの誘導体であり、要注意であることは覚えて
おきましょう。

CKDにもあるシックデイルール

椎家：シックデイの話も欠かせません。この概念は糖尿病が
始まりでしょうか？ 昔、といっても20年ぐらい前の話ですが、
CKDではあまり強調されていなかった気がします。シックデイ
という形で広く啓蒙できるのはいいことです。

これまで見てきたように，CKD 患者さんはポリファーマシーのことが多く，さまざまな薬を飲んでいますが，**利尿薬，RAS 阻害薬，そして NSAIDs の"triple whammy"は AKI を惹起しやすい**ことが知られています。病態生理的にも AKI を非常に起こしやすいといえるでしょう。

陣内：トリプル，何ですか？

椎家：トリプル・ワミーです。whammy には呪いや魔法の意味がありますので，「泣きっ面に蜂」にダメ押しの 3 つめが加わった感じです。実際，3 剤目がトリガーになることが多いことが報告されています。すでに腎臓内科から利尿薬と RAS 阻害薬が内服されている患者さんに，たとえば整形外科などから NSAIDs が処方された時などです。
　このようなハイリスクの CKD 患者さんでは NSAIDs 処方後は 2 週後に腎機能をチェックするとよいでしょう。ただでさえ CKD 患者さんは AKI を起こしやすい薬を飲んでいますので，脱水，下痢，発熱などを認めるときはさらに AKI になりやすくなります。そこで，このようなとき，つまりシックデイには薬を一時中止する必要が出てきます。

陣内：そうですね。ただ，シックデイといっても患者さんはわかりませんよね。そもそも英語表現ですし，私は外来でシックデイという言葉を使っていません。なにかよい訳語があると伝わりやすいですが，どうもないようです。英国ではシックデイを『嘔吐，下痢，発熱，多汗，戦慄時』と定義していますから，そのように具体的に伝えるしかなさそうな気がします。

椎家：高齢の患者さんに「具合が悪かったけど，先生のお薬だけはきちんと飲んでいました」といわれて，一時休薬するようきちんとお伝えしておく必要があると痛感したことがあります。また，CKD患者さんにはご高齢の方が多いので，患者さんだけでなくその御家族にも伝えておく必要がありますね。

陣内：いま思いつきましたが，「ぐったりして食事がとれない日」なんて表現もありかもですね！もっとも，そういう場合には医療機関を受診していただくか，せめて前倒しで外来を受診していただきたいところです。

椎家：ええ。そして，医療機関を受診してもらうまでにどのお薬を休薬するべきかをお伝えしておかねばなりません。対象となる薬物にはACE阻害薬，ARB，NSAIDs，利尿薬，SGLT2阻害薬，活性型ビタミンD製剤などがありますが，すべて一律に中止して良いかというとそうでもないので，難しいところかと思います。休薬のリスクを考える必要がありますね。

陣内：私としては，NSAIDsと活性型ビタミンD製剤は中止で構わないと思います。SGLT2阻害薬もまた，食事が十分に摂れないようなシックデイには必ず休薬することが推奨されています。そして，利尿薬やRAS阻害薬は脱水状態での継続はAKIのリスクが高くなります。かといって休薬にすれば心不全増悪のリスクもありますから，とりあえず休薬して早めに医療機関の受診をお願いするのが最も安全かもしれません。

参考文献

1. 三島英換, 阿部高明. 慢性腎臓病と腸内細菌叢～腸腎連関～. 糖尿病. 2020；63 (6)：386-389.

2. Tangri N, Mathur VS, Bushinsky DA, et al. VALOR-CKD：A Multicenter, Randomized, Double-Blind Placebo-Controlled Trial Evaluating Veverimer in Slowing Progression of CKD in Patients with Metabolic Acidosis. *J Am Soc Nephrol*. 2024；35 (3)：311-320. PMID：38261535

3. Triozzi, J. L., & Gregg, L. P. Beyond Heart and Kidney Protection：Potential Uses of SGLT2 Inhibitors. *Kidney News*, 2021；13 (9), 12-13.

4. 飯島克則 編. PPI の功罪 (PCAB を含む). 日本内科学会雑誌. 第 112 巻第 1 号. 2023.

5. Xie Y, Bowe B, Li T, et al. Long-term kidney outcomes among users of proton pump inhibitors without intervening acute kidney injury. *Kidney Int*. 2017；91 (6)：1482-1494. PMID：28237709

6. Baker M, Perazella MA. NSAIDs in CKD：Are They Safe? *Am J Kidney Dis*. 2020；76 (4)：546-557. PMID：32479922

12　妊娠

椎家：妊娠についてのお話に入る前に，**女性のCKD患者さんにとって考慮すべきことは妊娠以外にもたくさんある**ことを強調させてください。例えばCKDの原因のなかには，女性がかかりやすい自己免疫疾患も多いですよね。薬の副作用については，妊娠や妊孕性への影響だけでなく，満月様顔貌や肥満，多毛や脱毛などに一層の配慮が必要です。先ほどお話した骨粗鬆症（第10章）も，女性に多い疾患です。

陣内：確かに。疫学的には，CKDにおける女性患者さんの割合は男性よりも低いですよね。また，女性の血液透析患者さんはより高齢で，内シャント作成率が低いです。そして，移植レシピエントにおける女性の割合は男性よりも少ないのに対して，生体腎ドナーにおける女性の割合は男性よりも高い傾向にあります。意外と意識されていませんが，CKDにも性差がありますね。

椎家：日本にかぎった話ではありませんし，背景も医学的・社会的要因などさまざまでしょう。2018年には世界腎臓デーと国際女性デーが重なったこともあり，こうした点が世界各国の腎臓雑誌で特集されました。多かったのは『女性とCKDについて，わかっていることと，わかっていないこと』というタイトルで，これからもっと注目していきましょう，という内容でした。このあたり，マザー・テレサの「愛の反対は，無関心である」と，シモーヌ・ヴェイユの「注意を向けることは，最

も稀で純粋な寛大さの形である」を思い出します。どちらも女性ですね。

妊娠についてどのように話し合うか

陣内：それでは，妊娠についてお話をしていきましょう。まずは，患者さんとどのように話し合うかです。以前は，医師が父権主義的に妊娠を禁止していた時代もありました。しかし，現在ではSDM（共同意思決定）という考え方が主流になっています。2017年版の『腎疾患患者の妊娠：診療ガイドライン』[1)]からは，「妊娠許可条件」や，「妊娠/出産を勧められない」などの表現を避けるようになりました。

　話し合いについてですが，2023年度版のCKDガイドラインは『内科医がCKD診療のなかで妊娠前カウンセリングを行うことは，時間的にも困難を伴う』ことを認めています。「にも」ということは，心理的にも，という意味もあるのでしょう。外来でも，正直どう切り出すか悩みます。

椎家：わかります。でも，患者さんにしてみれば，CKDがなくても悩みは尽きないわけですから，CKDがあればなお不安だろうと思います。"プレコンセプション・ケア"など，多職種サポート体制の確立が望まれるのはもちろんですが，日々の外来でもできることから取り組みたいところです。

陣内：時間的制約という意味では，毎回少しずつ，という形がよいでしょうね。タイミングを合わせる余裕や，経過とともに話し合いが発展する余地も生まれます。また，心理的な意味では，「妊娠可能性のある全ての患者に，避妊と妊娠につ

いての話し合いを始める」という心構えが必要でしょうね。もちろん，全ての女性が妊娠を望んでいると思い込まずに，ですが。

CKD 合併妊娠の胎児への影響はどれくらいか

椎家：それではまず，妊娠の転帰からはじめましょうか。ガイドラインによれば，CKD 合併妊娠は『妊娠の転帰に悪影響を及ぼす（早産，胎児死亡，低出生体重児，妊娠高血圧症候群合併，帝王切開率，NICU 入室率）』とあります。もう少し詳しく見てみましょう。

　CKD 合併妊娠の最初のポイントは胎児への影響ですね。代表的なエビデンスである，2015 年にイタリアから発表された TOCOS 研究を詳しく見てみましょう[2]。なお，この研究のネーミングは出産や誕生を意味するギリシャ語 tokos（τόκος）と掛けています。

TOCOS 研究

- ・ピエモンテ州都トリノとサルデーニャ州都カリャリの2施設に紹介された CKD 合併妊娠 731 件を，低リスクの一般コホート妊娠と比較した観察試験。
- ・対象者：CKD ステージの分布は 1 期が約 73%，2 期が約 17%，3 期が約 7%，4〜5 期が約 2%。
- ・対照群：CKD だけでなく，高血圧・肥満・糖尿病・心血管系疾患をはじめ，何ら重篤な疾患のない妊婦。

椎家：イタリアは先進的なのか，前者の施設には 2000 年から妊娠合併 CKD 外来があり，後者の施設には 1989 年から

腎臓内科・産科合同外来があるそうです。

　さて，このスタディの対照群はきわめて低リスクな群であり，転帰に差が出るのは仕方がないかもしれません。ではどれくらい差があったかというと，次の表の通りです。

表 12.1

施設 ＼ 転帰*	単胎分娩	双胎分娩	妊娠高血圧性腎症	流産	妊娠中断	死産
トリノ						
CKD（452）	336	24	8	27	12	2
一般（603）	559	0	3**	14	6	1
カリャリ						
CKD（279）	168	1	87	9	0	2
一般（289）	277	0	8**	9	0	2

＊観察期間中に妊娠継続中だった例と，追跡できなくなった例を除く。
＊＊蛋白尿のない高血圧は，トリノで9例，カリャリで22例。

陣内：ありがとうございます。カリャリのほうがトリノよりも妊娠高血圧性腎症が多いのは，糸球体疾患と1型糖尿病合併が多く，平均年齢が高かった（33.7歳）影響かもしれません。いずれも，転帰に影響する重要な要素ですから。

椎家：はい。さらに，生きて産まれた場合の転帰を抜粋しますと，次の表のようでした。

表 12.2

コホート ＼ 転帰	帝王切開率	分娩時週数	早期産	出生時体重	NICU入室率
CKD群（504）	54.8%	36.9週	33.4%	3,241 g	43.9%
一般群（836）	27.2%	39.0週	6.1%	2,802 g	15.9%

椎家：予想されたことではありますが，CKD 妊婦さんの赤ちゃんのほうが，より早い週数で，より小さく生まれる傾向にあります。

陣内：さまざまな心配がありますが，腎臓についていえば，より少ないネフロン数で生まれることになりますから，将来の高血圧や CKD が心配ですね。

椎家：そうですね。実は，ネフロン数が少ないと将来の高血圧や CKD のリスクが高まることは，昔は知られていませんでした。腎臓内科医が患者さんに早産や低出生体重など本人の出生時の状況を聞くようになったのは，そうしたリスクが明らかになったという背景がありますね。

陣内：確かに。さて，話を戻しましょう。これらの転帰は CKD のステージによっても差がありましたか。

椎家：はい，ステージが進んだ患者さんほど影響がありました。たとえば，早期産の割合は 1 期で約 23％，2 期で約 50％，3 期で約 78％，4〜5 期で約 88％でした。患者さんとしては，水の入ったコップが「半分空っぽ」とも「半分いっぱい」ともいえるように，無事だった例とそうでなかった例のどちらに焦点を当てるか悩ましいところでしょうね。

陣内：そうですね。いずれにせよ，医師にとって大事なことは，自律的な決定を尊重して，最善なケアを提供することでしょう。

"妊娠中毒症" 改め，"妊娠高血圧性腎症"

椎家：続いては母体腎機能についてです。ガイドラインには『CKD 合併妊娠は母体腎機能の予後に影響する』とあります。先ほどの TOCOS 研究でも，CKD 患者さんの約 29％で蛋白尿が発症または倍加し，約 12％で高血圧が発症していました。"妊娠高血圧性腎症（pre-eclampsia）"，あるいは "加重型（superimposed）妊娠高血圧性腎症" を発症したといえます。

陣内：ええっと…聞きなれない用語ですね。昔ながらの "妊娠中毒症" や，英語を直訳した "子癇前症" とは違うのですか。

椎家：新しい用語と定義になったので，これを機に整理しましょう。大まかには，妊娠前にはなかった高血圧と蛋白尿が出現した場合を "妊娠高血圧性腎症" と呼ぶのに対して，妊娠前からあったものが増悪した場合を "加重型妊娠高血圧性腎症" と呼びます（表 12.3）。

表 12.3

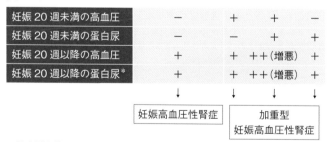

妊娠 20 週未満の高血圧	−	+	+	−
妊娠 20 週未満の蛋白尿	−	−	+	+
妊娠 20 週以降の高血圧	+	+	++（増悪）	+
妊娠 20 週以降の蛋白尿＊	+	+	++（増悪）	+
	↓	↓	↓	↓
	妊娠高血圧性腎症		加重型 妊娠高血圧性腎症	

＊蛋白尿を伴わない肝・腎・神経・凝固障害または子宮胎盤機能不全も同様の扱い。

妊娠高血圧性腎症は内皮細胞の異常

椎家：ではまず，妊娠高血圧性腎症からお話ししましょう。胎盤には約 550 km もの毛細血管があるとされ，さまざまな因子の支配を受けています。代表的な促進因子は胎盤成長因子（PIGF）で，胎盤の VEGF 受容体 1 型に結合して作用します。代表的な抑制因子は可溶性 VEGF 受容体 1 型（sFlt-1）で，これが多いと PIGF が血液中でトラップされてしまい，内皮細胞に作用しにくくなります（図 12.1A）。そして，胎盤の血管新生異常により PIGF と sFlt-1 のバランスが崩れた状態が，妊娠高血圧性腎症と考えられています（図12.1B）。

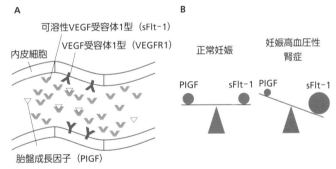

図 12.1　妊娠高血圧性腎症における PIGF と sFlt-1
A：PIGF をトラップする sFlt-1（参考文献 3 を元に作成）。
B：PIGF と sFlt-1 のバランスと妊娠高血圧性腎症（参考文献 4 を元に作成）。

陣内：2016 年には，sFlt-1/PIGF 比（カットオフ値は 38 以上）が妊娠高血圧性腎症を予測することを示した PROGNOSIS 試験が NEJM から発表されましたよね[5]。日本でも 2021 年 7 月から保険適応となり，臨床現場で目にする機会

も増えました。嬉しいかぎりですが，この検査では加重型の妊娠高血圧性腎症も予測できるのでしょうか。

椎家：PROGNOSIS 試験の対象患者さんのうち，もともと蛋白尿のある方は全体の約 1％しかいませんでしたので，何ともいえません。ただ，CKD 患者さんにはすでに血管内皮細胞に傷害がありますから，胎盤以外の要因によっても加重型妊娠高血圧性腎症になる可能性があります。その場合，検査は陰性になるでしょう。

陣内：妊娠中は RAS 阻害薬も使えませんし，加重型妊娠高血圧性腎症が起きてしまうと治療しづらいですね。内皮細胞をターゲットにした治療といえば，エンドセリン受容体拮抗薬が IgA 腎症や FSGS などで治験されていますが…妊娠患者さんを対象にした治験となるとハードルは極めて高くなりますから，応用はまだまだ先になるでしょうね。いっそのこと，sFlt-1 を除くことはできませんか。

椎家：米国とドイツのグループによる，アフェレーシスによって妊娠期間を延長できたとする報告が 2016 年に出ています。現在，proof-of-concept の SAVE 試験が進行中です。アフェレーシス 1 回で 8 日，複数回で 15 日延長できたそうです。たとえ数日でも，早期産を回避できればメリットは大きいでしょう。今後に期待したいですね。

腎予後について：妊娠すると CKD が平均 2.5 年進行する？

陣内：妊娠をきっかけに腎機能が悪くなることは以前から知られており，腎機能の低い（Cr が 1.5 mg/dL 以上）患者さんや蛋白尿が多い（0.5～1.0 g/gCr 以上）患者さんには，基本的には妊娠をお勧めしにくいですよね。妊娠を契機に透析になる事態は避けたいところですが，そうした報告はどれくらいあるのでしょうか。

椎家：先ほどの TOCOS 研究では，妊娠中に透析開始となったのは紹介時に 5 期だった 10 人のうちの 1 人だけでした。しかし，2021 年にイギリスから発表された同様の研究[6]では，CKD3～5 期の 162 人のうち 5 人が妊娠中に腎代替療法開始となっていました。また，産後平均 3 年で 10 人が血液透析，4 人が腹膜透析依存となり，5 人が先行的腎移植を受けていました。

陣内：その研究は，「妊娠すると CKD が平均 2.5 年進行する」というメッセージでも有名ですね。

椎家：はい。妊娠前までの eGFR 低下率と比べると，妊娠前と産後の eGFR の低下は 3a 期で 1.7 年，3b 期で 2.1 年，4～5 期で 4.9 年分に相当していました。低下した例をグラフにしたものが，こちらです。

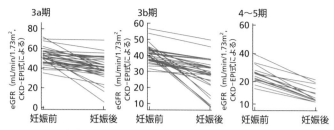

図 12.2A　妊娠前後で腎機能が低下していた患者
（文献 6 より許諾を得て転載）

椎家：ただ，腎機能が安定していた患者さんも，実は約20％いました。

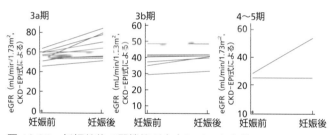

図 12.2B　妊娠前後で腎機能が安定していた患者
（文献 6 より許諾を得て転載）

　論文ではこちらを先ほどのグラフと対比させて，「数は少ないけれども，いましたよ」と強調しています。おそらく意図的に，でしょうね。

陣内：ありがとうございます。どういう患者さんが安定していたかが一番大切ですが，その解析はされていませんね…高血圧管理が良好だったことなどが推察されますが。今後，リ

スクのスコアリングシステムなどが可能になるとよいですね。それがわからないと，患者さんに「5人に1人」のロシアンルーレットをさせることになってしまいます。

椎家：そうですね。リスク予測には，最初にお話ししたシスタチンCも有用かもしれません（第1章）。実はシスタチンCは，正常妊娠であっても後期にクリアランスが低下します。分子量が約13,300と大きいため，分子量が113と小さいクレアチニンよりも，内皮細胞を通り抜けにくい可能性があるそうです。今後に期待しましょう。

近年禁忌が削除された，妊娠中に用いられる降圧薬

椎家：妊娠中のCKD患者さんの血圧管理についてですが，まず降圧薬の使用について。先にガイドラインを確認しましょう。『メチルドパ，ラベタロール，ヒドララジン，（徐放性）ニフェジピンおよびアムロジピンが第一選択の降圧薬である』とあります。ニフェジピンとアムロジピンの添付文書が2022年12月に改訂されて，妊娠の禁忌が削除されたのも，記憶に新しいところですね。

陣内：実地臨床ではすでに使っている施設もあったとはいえ，禁忌となっているものを処方することには抵抗もありました。禁忌がはずれてさらに使いやすくなりましたね。一度ついた禁忌を削除するには，大変な努力が必要だったでしょうから，頭が下がります。

椎家：そうですね。一方で，禁忌薬の代表といえばACEI/

ARBでしょう。ただ，2021年に発表された『妊娠高血圧症候群の治療指針』によれば，妊娠中期以降で胎児毒性が確認されているものの，妊娠初期の使用による催奇形性はないとされています。2006年に，妊娠初期のACE阻害薬使用が奇形リスクを高めるという米国グループによる報告が出ましたが，その後，それを否定する多くの疫学研究が出たようです。

　ただ，今でも添付文書上は妊娠初期も禁忌です。2017年の『腎疾患患者の妊娠：診療ガイドライン』には，

・腎保護作用が催奇形性リスクを上回ることが期待される場合は，十分な説明と同意の上，妊娠成立まで使用可能
・妊娠判明後，ただちに中止しなければならない

とあります。ACEI/ARBを内服中に妊娠が判明しても，妊娠初期であれば，そこから中止しても間に合うということですね。これにより，妊娠可能な女性患者さんがRAS阻害薬の恩恵を最大限受けられるようになりました。

妊娠中の降圧目標は低下傾向にある

椎家：次に，妊娠中の高血圧の降圧目標を確認しましょう。病態としては，妊娠前からの高血圧か妊娠後の発症かで，大きな違いがあります。名称もPIH（pregnancy-induced hypertension）からHDP（hypertensive disorders of pregnancy）になりました。ただ，降圧目標に関してはどちらも同じです。

陣内：はい。日本では用語として，2005年に妊娠中毒症から改称された"妊娠高血圧症候群"を踏襲しています。"妊娠（によって起こる）高血圧"から"妊娠（中にみられる）高血圧"に読み換える感じでいけますから，こういう時，日本語は便利ですね。

椎家：さて本題の降圧目標です。160/110 mmHg 以上では原則入院ですが，それ以下の血圧については，胎盤血流の低下が懸念されることもあり，治療について消極的な考えもありました。しかし，近年は目標が下げられています。きっかけになったのは，2015年の CHIPS 試験です[7]。

CHIPS 試験

- 2015年に発表された，ヨーロッパ，北米，南米，オーストラリア，イスラエルなど16カ国が参加。
- 14週以上，34週未満で蛋白尿のない妊娠高血圧患者987人を，拡張期血圧 100 mmHg 未満の厳しすぎない（less tight）コントロール群と 85 mmHg 未満の厳しい（tight）コントロール群に分けて治療。
- ベースの拡張期血圧：降圧薬の内服のない患者で 90～105 mmHg，降圧薬を内服中の患者で 85～105 mmHg。
- 治療後には less tight 群の平均血圧が 138/89 mmHg となったのに対して，tight 群では 133/85 mmHg と少し低めであった。
- 結果：流死産，妊娠中断，高度 NICU などの主要評価項目に有意差はなし。ただし，160/110 mmHg 以上の重症高血圧は tight 群で約27％と，less tight 群の約40％より有意に少ない結果であった。また，HELLP 症候群に含まれる血小板減少や肝酵素上昇も，less tight 群で有意に少ない結果であった。

陣内：これを受けて，多くの国で拡張期血圧 85 mmHg 未満という目標が採用されるようになりました。ただし，『（70〜）80 mmHg を下回らないように』とも書かれていますから，治療域は狭いです。なお，胎盤血流を重視してか，産科領域は拡張期血圧を重視する傾向がありますね。

　次に，妊娠中に発症した高血圧や妊娠高血圧性腎症を産後いつまで治療するかですが，『妊娠高血圧症候群の治療指針』は，12 週以降も残存する場合，専門医に紹介するよう求めています。産科や小児科では産後の 3 カ月を"妊娠第 4 期（fourth trimester）"と呼びますが，その次のいわば"第 5 期（fifth trimester）"にも高血圧や腎症が残っているかが重要ということですね。

椎家：ええ，**産後 3 カ月後は「CKD 診断の大事な機会」**といえます。先ほどの TOCOS 研究グループがフランスの施設と共同で発表した 2022 年の報告でも，妊娠高血圧性腎症患者さんの実に約 20％が 3 カ月後にも CKD でした。このような患者さんをきちんとフォローすることが大事ですね。

陣内：なかなか受診も大変な頃ですから，乳児検診と同時に受診いただくなどの仕組みを作ってあげたいところです。

妊娠中に避けるべき/継続すべき免疫抑制薬

椎家：まずは，ガイドラインを見ていきましょう。文章を表に起こしてみました。

・副腎皮質ホルモン	病状に応じて使用可能
・シクロスポリン	病状に応じて使用可能
・タクロリムス	病状に応じて使用可能
・アザチオプリン	病状に応じて使用可能
・ミゾリビン	催奇形性があり，中止もしくは他薬に切り替えるべき
・MMF	催奇形性があり，中止もしくは他薬に切り替えるべき
・シクロフォスファミド	妊娠可能な女性への使用は控えたほうが望ましい（量と年齢により妊孕性への影響あり）

陣内：ありがとうございます。このあたりは割と知られていることですし納得です。あえていえば，リツキシマブがないですね。添付文書は『治療上の有益性が危険性を上回ると判断される場合にのみ投与すること』とありますが。

椎家：データの蓄積がまだ十分でないということでしょう。2017年の『腎疾患患者の妊娠：診療ガイドライン』にも言及されていません。多発性硬化症や視神経脊髄炎にリツキシマブやオファツムマブなどの抗CD20抗体を用いる英国神経内科学会のガイドラインには，妊娠中もそれらを使用できることと，患者さんにはおおむね安心していただいてよいことが書かれています。ただ，理論的には胎盤を通過して胎児のB細胞を減らす可能性があり，新生児の免疫抑制が懸念されるため，生ワクチン投与は6カ月遅らせるよう求めています。

陣内：なるほど。次回ガイドラインには，日本のデータに基づ

いた推奨が出ることを期待しましょう。さて，タクロリムス，シクロスポリン，アザチオプリンは使える印象がありましたが，添付文書から禁忌が削除されたのは 2018 年だったのですね。こちらも，ここに至るまでの努力に頭が下がります。

椎家：MMF（ミコフェノール酸モフェチル）は，ループス腎炎と，腎移植後の拒絶抑制のキードラッグですよね。ループス腎炎の初期治療は，催奇形性のある MMF か，妊孕性への影響のあるシクロフォスファミドです。MMF に関しては先程の ACEI/ARB と異なり，妊娠する前から中止しておく必要があります。

陣内：ループス腎炎そのものが妊娠合併症リスクですからね。KDIGO ガイドラインにも，『活動性がある間と寛解後 6 カ月以内は，妊娠を避けるよう説明すべきである』と強い調子で書かれています。治療開始前に，妊娠についてしっかりお話する必要がありますね。

椎家：そうですね。ただし，寛解すれば維持療法は妊娠中にも使用可能なアザチオプリンに変更できますし，ステロイド，タクロリムスまたはシクロスポリンも継続できます。また，ヒドロキシクロロキンは，中断したほうがむしろ妊娠合併症リスクが上がることが知られています。このような"継続すべき薬"があることにも注意が必要ですね。

移植と妊娠について押さえるべき点

椎家：腎臓診療で免疫抑制薬を使うシーンといえば，忘れ

てならないのが腎移植後です。移植と妊娠についてですが，移植については陣内先生がお詳しいので，注意点など伺いたいです。

陣内：まず知っておきたいことは，"2-year rule（2年間は待つ）"が"1-year rule（1年間は待つ）"に短縮されたことでしょう。2017年の『腎疾患患者の妊娠：診療ガイドライン』にも，腎機能が安定していれば，移植後1年以上経過すれば『比較的安全である』とあります。

椎家：晩婚化や高齢出産が増えているなかで，1年でも早くというのは現実的ですね。一方で，腎移植患者さんでは移植後早期から妊孕性が回復するため，望まない妊娠をしてしまうこともあります。やはり，腎移植内科医も「妊娠可能性のある全ての患者に，避妊と妊娠についての話し合いをする」ことが大事ですね。

陣内：ええ。そして妊娠を希望する場合，免疫抑制にMMFは使用できないので，アザチオプリンに変更することになります。MMFが登場する前から移植に使われていたという意味では安心ですが，免疫学的リスクの高い患者さんでは少し不安もあります。具体的には，ABO不適合や，輸血や出産などで感作されてドナーに対する抗体を持っている場合です。

椎家：なるほど。移植関連の薬という意味では，日本でタクロリムスやシクロスポリンによる腎毒性を避ける意味で代わりに用いられるエベロリムスも，妊娠には禁忌でしたね。先程のMMFと同様，妊娠前にやめておく必要があります。

陣内：他にも，ニューモシスチス肺炎予防のST合剤や，サイトメガロウイルス予防のバルガンシクロビルも禁忌です。バルガンシクロビルは通常は12カ月以内に終了します。ST合剤は長期投与される場合もありますが，妊娠を希望するのであればリスクを考慮して適宜中止する必要がありますよね。

椎家：そうですね。CKDガイドラインには移植の章もありますが，妊娠と女性について考えるべきさまざまな点をお話したあとでこのトピックについてお話できて，理解が深まりました。「案ずるより産むが易し」とはとてもいえませんが，押さえるべき点をしっかり押さえて，cautious optimism（注：注意深い楽観主義）で診療しようと改めて思います。

参考文献

1. 日本腎臓学会学術委員会 腎疾患患者の妊娠：診療の手引き改訂委員会 編. 腎疾患患者の妊娠：診療ガイドライン2017. 診断と治療社. 2017

2. Piccoli GB, Cabiddu G, Attini R, et al. Risk of Adverse Pregnancy Outcomes in Women with CKD. *J Am Soc Nephrol*. 2015；26（8）：2011-2022. PMID：25766536

3. Velegrakis A, Kouvidi E, Fragkiadaki P, et al. Predictive value of the sFlt-1/PlGF ratio in women with suspected preeclampsia：An update (Review). *Int J Mol Med*. 2023；52（4）：89. PMID：37594116

4. Schrey-Petersen S, Stepan H. Anti-angiogenesis and Pre-eclampsia in 2016. *Curr Hypertens Rep*. 2017；19（1）：6.

PMID：28155021.

5. Zeisler H, Llurba E, Chantraine F, et al. Predictive Value of the sFlt-1：PlGF Ratio in Women with Suspected Preeclampsia. *N Engl J Med*. 2016；374（1）：13-22. PMID：26735990

6. Wiles K, Webster P, Seed PT, et al. The impact of chronic kidney disease Stages 3-5 on pregnancy outcomes. *Nephrol Dial Transplant*. 2021；36（11）：2008-2017. PMID：33313680

7. Magee LA, von Dadelszen P, Rey E, et al. Less-tight versus tight control of hypertension in pregnancy. *N Engl J Med*. 2015；372（5）：407-417. PMID：25629739

13 高齢者

ますます増える高齢者 CKD

椎家：高齢者 CKD の話に移ります。CKD 患者さんの数は人口の高齢化に伴い増えていて，2005 年には 1,328 万人であったのが 2015 年には 1,480 万人と推定されています。2023 年 9 月時点で日本には 65 歳以上の方が 3,623 万人（総人口の 29.1％）いますから，その半数近くということになります。

陣内：これは多いですね…！ さらに，筋肉量が少なく，クレアチニンでは eGFR が過大評価されている高齢患者さんも多いですから，はじめにお話ししたシスタチン C の検査（第1 章）が広まれば，患者数はもっと増えるかもしれませんね。

椎家：確かに。しかし高齢者の CKD をみた場合には，加齢に伴い腎機能が低下しただけなのか，加齢だけでなく腎疾患も腎機能の低下に寄与しているのかを見極める必要があります。2010 年代にはよく「尿所見のない eGFR 59 mL/min/1.73 m^{2}の高齢者は CKD か？」という議論が雑誌などに見られました。

陣内：そうでした，そうでした。腎臓内科の雑誌にはこうしたディベート形式の記事が多い気がします。賛否の要点をまとめてみましょう。

椎家：ありがとうございます。賛成意見と反対意見について見ていきましょう。まず賛成意見についてですが，1）は日本の健診データ解析では高齢者を中心に GFR が 45 mL/min/1.73 m^{2}を下回るまでは全死亡の有意な増加は認められなかった[1]ので，G3a 期については何ともいえませんね。一方，2）については，大事なポイントですね。なかでも RAS 阻害薬，利尿薬，NSAIDs の組み合わせは Triple Whammy としても有名です。

陣内：あ，先ほど（第 11 章）出てきたアレですね。

椎家：はい。他にも SGLT2 阻害薬，メトホルミン，ARNI などもシックデイには中止する必要があります。ビタミン D 製剤も，高カルシウム血症と AKI のリスクも気を付けなければなりません。
　次に反対意見ですが，不要な精査や不安をいたずらに増やすことになるという心配もわかります。図 13.1 のような eGFR 曲線が提唱されたこともありました。たとえば，図中のマルでプロットされた 75 歳男性の eGFR は 58 mL/min/1.73 m^2

で，濃い青色で示された標準偏差内におさまっているので，3a 期ではなく"老化"とみなそうという考え方です。

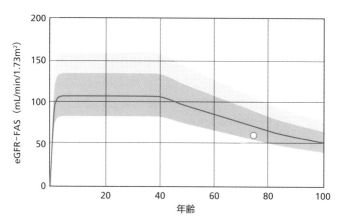

図 13.1　加齢による eGFR 値の変化
（文献2より許可を得て転載）

　ただ，議論の分かれるところでもあります。eGFR が 50 mL/min/1.73 m^{2}以下になると低下の速度が早くなることが知られていますから，eGFR 40〜50 mL/min/1.73 m^{2}の高齢患者さんを，単なる老化ということには抵抗があります。少なくとも，血尿や蛋白尿を認めず，糖尿病や高血圧もない，あったとしても良好にコントロールされていることが必須条件でしょうね。

陣内：そうした条件をクリアして"老化"と見なされた方は，通常よりも外来の間隔をあけてフォローすることが多いのではないでしょうか。私も患者さんには「腎臓も年を取りますから」などと説明することもあります。加齢に伴い，腎臓の形態は腎

重量や腎皮質厚が 10 年で 10% 減少，腎臓の機能も腎血流量は 10 年で 10% 減少するという報告もありますから[3]。

椎家：ええ。そうした"老化"の場合，単一ネフロンあたりの GFR，snGFR（single-nephron GFR）は比較的安定しています。**個々のネフロンにかかる負担が増えると腎機能低下が進みやすいのに対して，同じ負担であればゆっくりですむ**とされています。前者の代表例が糖尿病性腎症による過剰濾過ですね。つまり，ネフロンによって負担がバラバラだと負担がかかったネフロンが早く廃絶し，残ったネフロンにも多くの負担がかかるので，結果的に腎機能低下が早まるが，全部のネフロンに均一に負担がかかる場合は前者と比較してゆっくり腎機能が低下するということです。

陣内：単一ネフロンあたりの GFR という考え方は以前からあるものの，腎生検標本や MRI 検査を基に推算することしかできないので，実感がわかないのが正直なところですが…GFR 低下率がゆるやかな高齢 CKD 患者さんでは，きっとゆっくりと静かにネフロンが役目を終えているのだな，と敬意とともに推察することにします。

椎家：生まれもったネフロンは授かりものであり，その数は減ることはあっても増やすことはできないとされてきましたが，今後老化についての研究や再生医療が進めばその限りではありません。『自然数は神が作ったが，他の数は人間のつくったものである』（注：ドイツの数学者，レオポルト・クロネッカーの言葉）という言葉もありますし，ネフロン数も人間が作り変えられるようになる日が，いつか来るかもしれませんね。

陣内：待ち遠しいですね。

人生 100 年時代の CKD 診療

陣内：続いて高齢者の CKD の診断と治療ですが，まず診断については，ご高齢だからといってその重要性が変わることはありません。実際，ご高齢患者さんへの腎生検は増えており，腎生検を行って治療方針が変更されることはよくありますよね。人生 100 年時代の今，少しでも腎予後を伸ばすことが求められていますから，非専門医の先生方には，高齢者であっても腎生検を行う可能性も考慮し積極的にご紹介いただければと思います。

　続いて治療ですが，こちらも CKD 進行の抑制と CKD の合併症の予防という目標は若年者と同じです。ただ，管理目標については年齢や性別によって変えなくてよいのかという議論はありますね。

椎家：ええ。ガイドラインが出るたびに議論になるところですね。CKD ガイドラインを確認してみますと…年齢や性別による管理目標の違いは，腎性貧血や代謝性アシドーシスなどでは記載ありませんね。降圧目標についてのみクリニカル・クエスチョンが書かれています。少し見てみましょう。

陣内：『75 歳以上においては，CKD 進展と CVD 発症の抑制のためには診察室血圧 150/90 mmHg 未満に血圧を維持することを推奨』されていますね。そのうえで，脳，心臓，腎臓などの虚血症状，AKI，電解質異常，立ちくらみ・めまいといった低血圧関連症状などの有害事象がなく，忍容性

があると判断されれば，診察室血圧 140/90 mmHg 未満を目指してもよい，と。

椎家：やや甘めでも許容しようということですね。高齢患者さんの血糖管理目標に似たものを感じます。あちらも，低血糖リスクを避けるため目標が甘くなりましたよね。先ほども出てきましたが，一般的に，高齢患者さんへの治療は薬剤の有害作用がでやすいことに注意が必要です。高血圧と心不全の話題（第 2 章）で挙げた β 遮断薬，RAS 阻害薬，MRA，ARNI，SGLT2 阻害薬などの使用は高齢者においても必要ですが，特に慎重に薬を追加する必要があります。

陣内：そうですね。これらの薬について，現時点で高齢者と非高齢者で投与方法を使い分けることを明記しているガイドラインはありませんが，ケースバイケースとしかいいようがないのでしょう。高齢者においては生命予後や腎予後だけでなく QOL の維持も大事ですから，患者さんとよく話し合って決めることが大切だと思います。

　さて，高齢患者さんにとっては薬物療法以外の運動療法や食事療法についても無視できない，というか，むしろこちらのほうが大事かもしれません。ただ，実際にはこれらも有害事象が出やすく，特に食事療法は注意が必要です。先にもお話ししましたが（第 8 章），高齢者では特にフレイル，サルコペニアに注意する必要があります。蛋白制限も大事ですが，それ以上に筋肉量が落ちないようにすることが大事かと思います。

椎家：集学的治療のすべてにおいて，高齢患者さんは有害

事象に気をつける必要があるというわけですね。「産湯と一緒に赤子を流すな」（注：「元も子もない」を意味する英語のイディオム）といいますが，高齢患者さんの治療が"冷や水"にならぬようにしたいものです。

陣内：うまいこといいますね（笑）。最後に，高齢 CKD 患者さんといえば，末期腎不全が進行した場合に透析療法を導入するかというのも大きな問題ですよね。現実には80代での透析導入はありふれた話であり，90 歳以上の超高齢者が新規の透析導入に占める割合が男性では5％，女性では10％になってきています。

椎家：すごい時代ですよね。次に詳しくお話しますが，大事なのは年齢だけでなく，フレイルの程度だということでしょう。透析導入後の予後は患者の年齢だけでなくフレイルの程度と関連していることが報告されています[4]。透析導入時にフレイルの程度が大きいとその予後が非常に悪いということです。

陣内：「透析をして元気になる」とばかりもいえないということですよね。そのような背景もあり，末期腎不全の治療法の選択肢として，"保存的腎臓療法"というものが近年クローズアップされています。こちらも次の話題として詳しく取り上げましょう。

参考文献

1. Nagai K, Sairenchi T, Irie F, et al. Relationship between Estimated Glomerular Filtration Rate and Cardiovascular Mortality in a Japanese Cohort with Long-Term Follow-Up. *PLoS One*. 2016；11（6）：e0156792. PMID：27272675

2. Delanaye P, Jager KJ, Bökenkamp A, et al. CKD：A Call for an Age-Adapted Definition. *J Am Soc Nephrol*. 2019；30（10）：1785-1805. PMID：31506289

3. Gourtsoyiannis N, Prassopoulos P, Cavouras D, et al. The thickness of the renal parenchyma decreases with age：a CT study of 360 patients. *AJR Am J Roentgenol*. 1990；155（3）：541-544. PMID：2117353

4. Koyama T, Kita Y, Makinouchi R, et al. Frailty and dialysis initiation in the super-elderly. *Clin Exp Nephrol*. 2024；28（6）：596-597. PMID：38206541

14 透析導入

椎家：末期腎不全になると腎代替療法，つまり透析や移植が必要になりますが（図14.1），ここでは透析についてお話ししましょう。

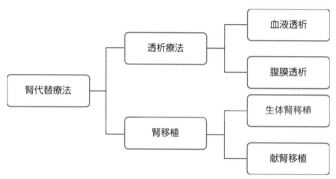

図 14.1 腎代替療法の種類

　ところで，"腎代替療法"という言葉ですが，あまり患者さんや非専門医の先生方には知られていないかもしれません。外来に置いてある，腎臓学会が発行している患者さん向けの冊子『腎不全　治療選択とその実際』にも，"腎代替療法"という言葉はあまり出てきません。漢字の羅列が読みにくい，あるいは「じんだいたいりょうほう」というのが発音しにくいせいでしょうか。

陣内：外来でも，私は「移植や透析」とお話することが多いです。あるいは，元の"renal（またはkidney）replacement therapy"をそのまま訳して，「腎臓の代わりをする治療」ということもあります。

椎家：なるほど。なお，透析を始めることは，ながらく"透析導入"といわれてきましたが，"導入"は「導き入れる」とも読めます。そのためか，最近は中立的な"開始"という言葉を目にする機会も増えました。例えば，2020年に日本透析学会が発表した『透析の開始と継続に関する意思決定プロセスについての提言』も，"導入"よりも"開始"を多く使っています。

陣内：患者さんの診療への取り組みも，以前は"コンプライアンス"といっていましたが，最近は"アドヒアランス"と呼ぶようになりましたよね。もっとも，ほぼ100％置き換わった英語圏と違って日本の実臨床では半々くらいの印象もありますが。医療用語も，時代に合わせて変わりますね。

椎家：本当にそうですね。さて，前置きはこれくらいにして本題に入りましょう。

腎臓内科への紹介：the sooner, the better

椎家：腎代替療法の適切な導入のためには，いつ頃腎臓内科医へ紹介すればよいのでしょうか。ガイドラインを見てみますと，『腎代替療法の選択に要する時間と，選択した治療に対する準備期間を確保するために，遅くともCKDステージG4になった段階で腎臓専門医・専門医療機関に紹介することが重要である』とあります。

陣内：国内のエビデンスが少ないため推奨や提案にはなっていませんが，おっしゃる通りですね。「備えあれば憂いなし」とはよくいったもので，ギリギリまで待たないほうがよいことは非専門医の先生方にも納得してもらえるのではないでしょうか。

椎家：そうですね。ただ実際には，適切なタイミングで腎臓内科受診を勧めたけれど，患者さんが受診を希望されなかった，というケースも多いです。お気持ちはわかりますが，腎臓内科を受診することで，腎予後を改善させたり透析開始を遅らせたりする可能性もあります。受診理由の伝え方が大事になりますね。

陣内：そうですね。一方で，診療の重心を腎予後の改善から末期腎不全への備えにシフトしていく必要があるのもまた事実です。そして，療法選択外来の受診などを経て，生活面の不安などを受け止めながら…という過程には，どうしても関係性と時間が必要です。その意味でも，早めに腎臓内科へ紹介いただけると嬉しいですね。

「終わりではなく始まり」の腎代替療法に多職種で備えよう

椎家：ここまでにも何度か話題になった多職種介入ですが，腎代替療法はその有効性を最も実感する領域です。ガイドラインにも『多職種により腎代替療法の説明・教育を行うことが，腎障害進行速度の抑制，腎代替療法導入の遅延，緊急透析の回避，腎代替療法の選択に関連することが報告さ

れている』とあります。

通常の外来，教育入院など，さまざまな機会がありますが，私たちが最も助けられているのは腎代替療法の選択外来です。そして，そこで活躍するのは，腎代替療法専門指導士の看護師さんたちです。単に腎代替療法を説明するだけでなく，生活面の不安など（図14.2）も受け止めてくれますから，腎臓内科医としては非常に助けられる日々です。

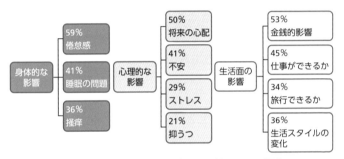

図 14.2　CKD 患者が最もよく経験する影響とその頻度
（文献 1 より許可を得て改変）

陣内：多職種介入のエビデンスも増えていますよね。緊急透析を回避できたという報告は納得ですが，腎障害の進行速度を抑制したという報告にも励まされます。保存期 CKD 外来は G4/5 期が腕の見せ所ですが，医師だけでは患者さんの生活や社会的なサポート，価値観などを把握しきれません。多職種チームは心強い味方です。

腎代替療法の選択も多職種介入で変わってきているようで，日本からも，腹膜透析（PD）の選択率が増加したデータが出ていますが，納得です。もっとも，後ろ向き研究ですので，PD が選択肢に挙がりやすい患者さんが偏って療法選

択外来に紹介されていた，という可能性は残りますが…。

椎家：ただ，ご自分での PD 管理が難しい患者さんにご家族や看護師などが介助して行う方法，アシスト PD が普及して，腹膜透析も以前よりは敷居が下がっていますよね。2020年には腹膜透析医学会の認定医・連携認定医制度が始まり，診療報酬も外来在宅共同指導料などの加算で後押ししています。

　そして血液透析を選択する患者さんであっても，治療についての注意点や生活への影響について，多職種で話し合う必要があります。通常の腎臓内科外来だけで血液透析にして，内シャント造設まで予定したけれど，患者さんの思いや不安が十分に受け止められておらず，結局は療法選択外来を受診いただき仕切り直すことになった，などというケースもありました。

陣内：ガイドラインが伝えたいメッセージは，「終わりではなく始まり」ということでしょう。"末期腎不全"といいますが，より正確には"end-stage renal（または kidney）disease"，つまり「**腎臓病の最終段階**」ですよね。腎代替療法によって，その段階でも元気に暮らしていくことが可能になりました。

椎家：そうですね。その反面，高齢化を背景に「**人生の最終段階**」についても考えなければならない患者さんも増えてきたと感じています。

保存的腎臓療法について
陣内：2009 年に米国から発表された，透析を受ける高齢

の施設入所患者さんを対象にした研究はショッキングでした[2]。透析開始後に ADL スコアが有意に低下し，それは透析開始後も残存していた，という結果でしたね。

椎家：必ずしも「透析をすれば元気になる」訳ではない，ということですね。臨床現場でも，透析の開始を契機に施設入所になる患者さんが一定数おられます。2011 年にカナダから発表された，高齢患者さんで"保存的療法"を受けた群と透析を受けた群の生命予後を比較した研究は，さらにショッキングでした[3]。

陣内：今では"保存的腎臓療法（conservative kidney management：CKM）"と呼ばれますが，透析以外の方法で主に症状や苦しみを除くアプローチですね。

椎家：はい。保存的腎臓療法とは，透析導入や透析の施行を見合わせるということです。先ほどの 2011 年に発表されたカナダの報告では，全体としては透析のほうが予後良好なものの，75 歳以上に限って重症な心臓・脳・肺などの疾患や糖尿病の合併を考慮した場合には有意差がなかった，というものでした。がん領域では時々聞く話ですが，いわゆる**緩和的な治療が積極的な治療に比べて，生命の質だけでなく量でも引けを取らなかった**ことになります。その後も検討が繰り返されましたが，2021 年のメタアナリシスでも「（透析の生命予後は）全体としてはよいが 80 歳以上ではよいとはいえない」という結果でした。CKD ガイドラインでも第 13 章で言及されています。こういった結果から，かつて CKM はその内容から，なんとなく"消極的"な治療法というイメージがありま

したが，最近ではその患者さんにとってベストである"積極的"な治療法として CKM を選択する，という風に考えられるようになってきています。

陣内：そうですね。実地臨床において，CKM の選択が大幅に増えているという印象はありませんが，今後増えていくことが予想されます。CKM では，腎臓内科医が貧血，低ナトリウム血症，体液過剰などの身体的治療のみならず，痛みやその他さまざまな悩みなどに対する緩和的治療まで行えるようになることが期待されています。そこまで行えてこその"ベストサポーティブケア"なのでしょうが…腎臓内科医単独でそこまで行うのは正直難しいと思います。

椎家：ここはチーム医療が不可欠かと（図14.3）。そこまで充実した枠組みをもつ施設は多くないと思いますから，構築が望まれますね。ここでも，期待されるのは腎代替療法専門指導士の活躍でしょう。公式の資格説明文にも，透析や移植だ

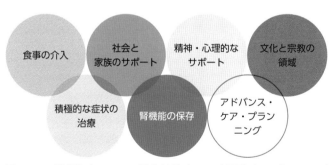

図14.3　進行した CKD の保存的治療には多面的なアプローチが必要

（文献1より許可を得て改変）

けでなく『（前略）保存的腎臓療法を推進していく方々が取得する資格』であると明記されています。

陣内：「腎臓内科医は透析を始めるトレーニングは受けるが，透析を終えるトレーニングは受けない」とよくいわれますが，共同意思決定やアドバンス・ケア・プランニング，緩和ケアなどの知識と経験を積む必要がありますね。

椎家：ええ。2022年に出版された『高齢腎不全患者のための保存的腎臓療法』（東京医学社，2022）や，がんなどの診療に携わる医師が緩和ケア診療を学べるようにと立ち上げられた，eラーニングも可能なPEACEプロジェクトも参考にして，しっかり勉強していく必要がありますね。

CKD の CVD スクリーニング：
レナリズムとハーティズムを越えて

椎家：CKD患者さんの多くは，末期腎不全に至る前にCVDなどによって死亡しているという疫学データがあり，「消えた透析患者のパラドクス」などとも呼ばれます。日本のCKD患者さんは欧米ほどCVDのリスクは高くないとされていますが，もちろん無視できません。よって，スクリーニングが重要です。ガイドラインを見てみましょうか。

陣内：そうですね。『CKDの重症度が高まるにつれCVD発症リスクも増大する。CKDステージG5の時期，遅くとも腎代替療法導入前にはCVDのスクリーニングを行うことが望ましい』とあります。前半の文章は，おっしゃる通り。後半の文

章も，もちろんそうなのですが，具体的に CVD のスクリーニングをどうするかというところです。

椎家：造影剤関連 AKI を過大に恐れて保存期 CKD 患者さんの冠動脈造影や PCI を見合わせることは，レナリズム（renalism）として批判されています。しかし，そうした検査や治療を行っても行わなくても患者さんの予後が変わらないのであれば，それもまた適切な治療とはいえませんよね。あえていうなら，ハーティズム（heartism）でしょうか。

陣内：臨床現場でも，いつどのようにスクリーニングを行うかは，施設によってまちまちだと思います。レナリズムといわれるかもしれませんが，急性冠症候群や心不全などがなければ透析開始まで待つという診療もよく見かけます。エビデンスが待たれていた領域ですが，2020 年にはランドマーク・スタディとなる ISCHEMIA–CKD 試験が発表されました[4]

ISCHEMIA–CKD について

対象：慢性冠状動脈疾患をもつ eGFR 30 mL/min/1.73 m^2 未満の CKD 患者。ただし，左室駆出率 35％未満，左冠動脈主幹部狭窄，アドヒアランス不良など，積極的介入が必要そうな患者は除外。

陣内：慢性冠動脈疾患とは聞き慣れない名前ですが，急性冠症候群（acute coronary syndrome：ACS）の対義語である，慢性冠症候群（chronic coronary syndrome：CCS）とも呼ばれますね。この研究は，冠動脈造影や PCI を早期にすべきか迷うくらいの慢性冠動脈疾患に対する，保存的治療と

積極的治療の有効性を比較したものです。

椎家：高血圧や高脂血症といったリスク因子の管理や，抗血小板薬，硝酸薬などの保存的治療が進歩したこともあり，血行再建を必ずしも要しない安定した冠動脈疾患が増えてきました。いわば，ハーティズムを戒める傾向ですね（笑）。それで，どんな介入をしたのでしょう。

- 積極的介入：早期に冠動脈造影し（30日以内が目標），必要に応じて経皮的冠動脈インターベンション（PCI）または冠動脈バイパス術（CABG）を実施。
- 保存的介入：急性冠症候群や心不全などの必要時に限って冠動脈造影を実施。
＊両群とも降圧薬やスタチン，抗血小板薬などの薬物を内服していた。

椎家：なるほど。結果は有名ですが，主要評価項目（総死亡と非致死性心筋梗塞）に有意差はなかったですよね。観察期間が約2年と短かったのですが，その後の追跡でも有意差は見られませんでした。一方，腎予後はいかがでしたか。積極的介入群では，冠動脈造影や血行再建後の透析導入が多かったのでしょうか。

陣内：早期にはそのような傾向が見られましたが，対照群の透析開始もあとから増えたため，ハザード比は1.47（p＝0.14）にとどまりました。また，造影剤関連AKIの発症率は7.9％とそれほど多くはなく，レナリズムを戒める結果といえそうです。ただ，このスタディで注目すべきは，下記のようなAKI対策が行われたことでしょう。

- 造影剤使用前の輸液量を調節する
- 造影剤を超低用量（15 mL 未満）または不使用で PCI を行う
- CABG を冠動脈造影から 7 日以上空ける
- CABG はできるだけ off-pump にする
  （on-pump の場合は平均動脈圧やヘマトクリットを維持する）
- 薬剤を腎機能に合わせて調節する

椎家：積極的介入群では，循環器科医や心臓外科医と腎臓内科医が"ハート・キドニー・チーム"を作って診療方針を決めることが推奨されていましたよね。多職種介入ならぬ，多診療科介入ですが，腎予後で有意差がでなかったことが，両者が協力したシナジー効果の表れなのだとしたら，素敵だなと思います。

陣内：そうですね。検査や治療の必要性を見極めながら，必要な患者さんには「入院中は私たちも心臓の先生たちをサポートします。一緒に頑張りましょう」といってあげたいですね。

参考文献

1. Rhee CM, Edwards D, Ahdoot RS, et al. Living Well With Kidney Disease and Effective Symptom Management：Consensus

Conference Proceedings. *Kidney Int Rep.* 2022 ; 7 (9) ： 1951–1963. PMID ： 36090498

2. Kurella Tamura M, Covinsky KE, Chertow GM, et al. Functional status of elderly adults before and after initiation of dialysis. *N Engl J Med.* 2009 ; 361 (16) ： 1539–1547. PMID ： 19828531

3. Chandna SM, Da Silva–Gane M, Marshall C, et al. Survival of elderly patients with stage 5 CKD ： comparison of conservative management and renal replacement therapy. *Nephrol Dial Transplant.* 2011 ; 26 (5) ： 1608–1614. PMID ： 21098012

4. Bangalore S, Maron DJ, O'brien SM, et al. Management of Coronary Disease in Patients with advanced Kidney Disease. *N Engl J Med.* 2020 ; 382 (17) ： 1608–1618. PMID ： 32227756

15　腎移植

誤解していませんか？　腎移植

椎家：最後に腎移植のお話をしましょう。末期腎不全患者さんに対する腎代替療法には，透析療法である血液透析と腹膜透析，そして腎移植の３つのオプションがありますが，腎移植に関わる腎臓内科医はごく一部なのが現状ですよね。事実，陣内先生は関わっていますが，私は関わっていませんし。今回はぜひ色々教えてください。

陣内：喜んで！　日本ではまだ患者さんも，医師であっても腎臓内科医でなければ，腎移植が「特殊な医療だ」という印象をもたれていますよね。しかし，基本的にはほとんどの末期腎不全患者さんが生体腎移植の適応です。

椎家：本当ですか？　ご高齢の方などは最初から適応ではないと思って，あまりお話をしないこともあるのですが。

陣内：さっそくですが，それは誤解です。「血液型が異なると移植を受けられない」「腎移植はお金がかかる」とともに，私は"腎移植の三大誤解"と呼んでいます。では，それぞれについて説明していきましょう。

腎移植への誤解を解く

その1：「血液型が異なると移植を受けられない」

陣内：かつてはドナーとレシピエントの血液型が一致していないと腎移植を受けられない時代もありました。しかし現在では，免疫抑制薬や血漿交換といった技術の進歩によって，輸血と異なりどんな血液型の組み合わせでも腎移植が受けられるようになっています。実はABO不適合移植は，生体腎移植ドナーの候補が限られる日本で特に積極的に行われており，生体腎移植の約30％を占めるようになっているほどです。

椎家：そうでしたか！腎移植施設に紹介する前には輸血や出産歴といった感作の病歴だけでなく，レシピエントとドナーのABO血液型を確認します。日本では，ドナーは原則的に親族（注：6親等以内の血族，配偶者，3親等以内の姻族）に限られていますが，親子や夫婦で血液型が一緒ということはそう多くなさそうですもんね。

誤解その2：「高齢者は腎移植を受けられない」

陣内：高齢者だからと諦める必要はありません。80代での腎移植はまれですが，その一方で70代はおそらく皆さんが想像されているより多いと思います。2022年に腎移植を受けた患者さんの約半数が60歳以上で，70歳以上も2割弱を占めています。一般に腎移植では移植後早期に死亡リスクが高いため，移植後に1〜2年以上の生命予後が期待できるかがカギになります。今回のCKDガイドラインにも『移植後早期死亡リスクが低いと予想される高齢患者に限定され

るべきである』と記載されています。

椎家：腎移植には生体腎移植と献腎移植があるのですよね。日本ではほとんどが生体腎移植だと聞きますが。

陣内：そうですね。日本の献腎移植は登録から平均約15年待ちますし，その数も年間200例程です。50代より若い患者さんであれば登録するメリットは十分あるともいえますが，末期腎不全となった高齢者にとっては，生体腎移植が現実的な選択肢になります。

椎家：なるほど。しかし生体腎移植が唯一の選択肢である高齢者にとって，ドナーが配偶者など同世代であった場合にはドナー側の健康も心配になりますが…ドナーの問題については，後で教えてください。

誤解その3：「腎移植はお金がかかる」
陣内：透析患者さんの多くは身体障害者1級をもっており，重度心身障害者医療費助成制度の適応となっていますので，腎移植も透析と同様に補助を受けることができます。そのため，せいぜい数万円の自己負担額で済みます。なお，これは透析依存となる前に，先行的に移植する患者さんでも同様です。

椎家：ほほぅ。確か医療経済的にも，移植にかかる費用は手術前後で高額なものの，その後は免疫抑制薬の内服と，安定していれば3カ月に一度の外来通院で済むため，長い目で見れば節約になる，と聞いたことがあります。患者さんの

社会復帰にもつながりやすいですし，3つあるオプションの1つという位置づけではなく，本来はむしろ第1選択となるべきなのですね。

陣内：おっしゃる通りです。腎代替療法の特徴を表にしますので，参考にしてください（表15.1）。

表15.1　腎代替療法の比較

	血液透析	腹膜透析	腎移植
腎機能	悪いまま（eGFR 10 程度）		正常近くまで回復（eGFR 40〜50）
生命予後	移植に比べると劣る		優れている
薬物	腎不全に対する薬物		免疫抑制剤と副作用対策
通院	週3回	月1〜2回	3カ月に1回（安定期）
生活の質	制限が多い（時間，食事）	やや多い	制限が少なく質が改善する
社会復帰しやすさ	低い	やや低い	高い
手術	アクセス作成	カテーテル挿入	腎移植（全身麻酔）

文献1を元に作成

　しかし実際には，2020年には約4万人が新規に透析導入となったのに対して，腎移植は約1,700件施行されたのみ。その件数も，右肩上がりに増えていたのがコロナの影響もあって減っています。しかも，欧米はもちろんのこと，同じアジア諸国の韓国と比べても日本の腎移植は少ないのが現状です。

椎家：なるほど…ドナー不足は深刻な問題ですが，まずは私たちが移植を少しでもよく理解し，紹介すべき患者さんを紹介しなければならないと感じます。

レシピエントになれる人，なれない人

椎家：質問なのですが，移植には向かないレシピエントの条件というのもあるのでしょうか。

陣内：はい。まず，移植手術に耐えうる心肺機能がない方が挙げられます。移植前にこれらの検査を行います。次に，免疫抑制薬を内服することになりますので，それまでの内服アドヒアランスが不良な方は移植腎の長期生着が望めないため，腎移植の禁忌と考えられます。また，免疫抑制薬によって悪化しうる疾患，たとえば悪性腫瘍や活動性の感染症なども禁忌となりますが，悪性腫瘍の治療後 2 年〜5 年のあいだ再発がない場合や，感染症に活動性がなく安定している場合であれば，レシピエントとなることができます。

椎家：なるほど。ところで再発といえば，末期腎不全の原疾患が再発することもありえますよね。特に糖尿病関連腎臓病（DKD）の場合，膵腎同時移植でもなければ移植によって糖尿病が改善するわけではありませんし，免疫抑制薬はその多くに糖尿病の増悪ないし新規発症の副作用があると聞きました。DKD 患者さんに対する腎移植の推奨はどうなのでしょうか。

陣内：実は，末期腎不全で DKD の占める割合は 40 ％なの

に対して，腎移植に占めるDKDの割合は約20％に過ぎません。先行的腎移植でない患者さんにおいて特に，周術期リスクの評価でひっかかったりして，スムーズに移植までたどり着ける患者さんが少ないのかもしれません。ただ，DKD患者さんはCVD発症のハイリスク群ですし，透析患者のなかでも生命予後が悪いですから，腎移植のメリットは大きいと推察されます。DKDを対象とした腎移植と透析の生命予後を比較したエビデンスは意外なほど少ないのですが，今回の診療ガイドラインの中ではDKD患者の腎代替療法として腎移植を『提案する』と記載されています。

逃してはいけない移植施設への紹介のタイミング

椎家：では，実際に患者さんに腎移植を受けていただくにはどうすればよいのでしょうか？

陣内：冒頭で説明したように，まず腎移植は親，子，兄弟などの血縁者や配偶者から腎臓の提供を受ける生体腎移植と，亡くなった方から腎臓の提供を受ける献腎移植の2つに大きく分けられます（表15.2）。ただ，前述のように献腎移植の待機時間は約15年ですから，多くの末期腎不全患者にとっては生体腎移植が腎移植を受ける現実的な方法となります。

椎家："Do No Harm"の大原則を考えると，本来，腎移植は献腎移植が主流となるべきと感じますが…改正臓器移植法の施行後も，脳死移植が増えたものの従来の心臓死移植が減った結果，献腎移植の総数はむしろ減少傾向ですよ

表 15.2　生体腎移植と献腎移植の長所と短所

	長所	短所
生体腎移植	計画的な手術が行える 患者の長期予後に優れる 前処置が必要な場合も行える（血液型不適合など）	生体ドナーが必要である ドナーの長期的なフォローも必要となる
献腎移植	生体ドナーを必要としない	数がきわめて少ない 生体腎移植と比べて成績が悪い

ね。臓器提供意思のある人を増やす仕組みや，救急・集中治療現場などで臓器提供の心理的・時間的負担を減らす仕組みが必要だと思います。

陣内：ええ。提供に反対する人以外は賛成とみなすオプト・アウト制を採用する欧州の国や，ドナー候補が搬送されると臓器移植ネットワークに連絡が自動的に入り，現場スタッフの代わりに説明や手続きを行う韓国のような国もあります。日本でもそうした動きが進むとよいと思っています。

椎家：そうですね。では本題の"紹介するタイミング"に移りますか。

陣内：はい。まず腎移植は透析療法と比較して，免疫学的検査，悪性腫瘍スクリーニング，周術期リスク評価，ドナー評価などその準備に時間がかかりますから，紹介から実施まで3〜6カ月は見ておく必要があります。また，施設の人員，初診外来の枠や手術件数などによって待機期間もまちまちですから，早めに準備するに越したことはないでしょう。

椎家：高齢者 CKD のお話をした際に（第 13 章），eGFR が 30 mL/min/1.73 m^2 未満になったら早期に腎代替療法選択外来の受診を行うことが大事とありましたが，腎移植も同様ということですね。それくらいの腎機能の患者さんですと，腎臓内科以外の先生方がみていることもありますが，関係を築くためにも，前もって腎臓内科専門医に紹介していただくことが大事ですね。

陣内：はい。さらに，P̌E̋ǨT̍ を行うのであれば，移植施設への紹介を遅くとも eGFR が 15 を切る前にしておくのが良いです。

椎家：ペクト…？

陣内：先行的腎移植（pre-emptive kidney transplantation：PEKT），つまり透析を開始する前に移植を行うことです。腎機能低下のスピードが速いと，移植の準備をしているあいだに透析になってしまいますから。

椎家：なるほど。それで早めに，ということですね…私が患者だったら，間に合わなかったら怒るだろうなと思います。それで今ふと思ったのですが，腎移植を希望する患者さんの多くは，透析を希望していないですよね。ということは，間に合う人にはできるだけ先行的に移植してあげたほうがよいのでしょうか？ "極論"で恐縮ですが…。

陣内：いえいえ，大事なポイントだと思います。現在，日本では生体腎移植の 4 割弱が先行的腎移植であり，今回のが

イドラインにも PEKT を『提案する』とあります。先行的腎移植のメリットとして，透析回避というタイミングの問題だけでなく，透析を開始する前に腎移植をしたほうが生命予後や腎予後がよいことが報告されています。

椎家：生命予後や腎予後についてはリードタイム・バイアスや自己腎の残腎機能の影響もありあそうですが，「備えあれば患いなし」であるのは間違いなさそうですね。逆に，デメリットはありますか。

陣内：デメリットというほどでもないですが，腎機能の低下していない時期に行ってしまうと移植腎の寿命が無駄になることが挙げられます。そのため「早すぎず遅すぎず」の見極めが大事になりますが，具体的には透析導入よりは少し早い，腎機能として eGFR が 10 mL/min/1.73 m^2 前後で腎移植を行うことが多いです。

腎移植ドナーは"健康エリート"

椎家：最後に，ドナーのお話を聞かせてください。生体腎移植はドナーの善意と献身があって初めて成り立つ特殊な医療であり，手術に伴うリスクや腎臓の提供に伴う腎機能低下などのリスクをきちんと理解している必要がありますよね。

陣内：そうですね。ドナーに腎移植による身体的なメリットはありません。もちろん夫婦であればレシピエントと一緒に自由に旅行に行けるようになるなどの QOL からのメリットはありますが，基本的に臓器提供は利他的な行為であり，提供により

ドナーは CKD 患者となります。

椎家：ドナーの評価基準には，どのようなものがありますか？

陣内：年齢と腎機能に加えて，蛋白尿・血尿・腎結石・肥満・糖尿病・悪性腫瘍・感染症などの有無を確認します。これらに問題のない "健康エリート" のような方にドナーになっていただいていました。しかし最近は糖尿病があるような方もドナーになったりしています。いわゆるマージナルドナーです。これについては後でまた触れましょう。

椎家：ぜひお願いします。ところで，"健康エリート" からCKD 患者になったドナーには，どれくらいの腎予後や生命予後のリスクがあるのですか。

陣内：とても大事な観点ですね。ドナーは一般住民と比較して，その予後は同等あるいは良好であると報告されています。しかし，ドナーになりうるほど健康な集団と比較すると，ドナーの生命予後や腎予後は同等あるいは不良とされています。またメタ解析では，ドナーになりうるほど健康な集団と比較すると腎提供後はドナーの腎予後が悪いことが報告されています。

椎家：ドナーがその後，透析患者さんになってしまった，というような例もあるのでしょうか。

陣内：はい，残念ながら。透析学会からでた日本の慢性透析療法の現況に関する報告では，110 人のドナーが慢性維

持透析を受けているという事実が明らかになっています。腎提供から透析導入までの期間はさまざまであり，腎提供後早期に透析導入になっている患者さんもいました。

椎家：ドナーもショックでしょうが，レシピエントにとっても耐え難い苦しみではないでしょうか。

陣内：そうですね。一番の問題は，ドナーがきちんと患者としてフォローされていないことです。腎提供後 10 年以上たったドナーの現状を把握している移植施設はとても少ないと思います。毎年，CKD の進行がないか，蛋白尿やアルブミン尿，耐糖能障害，高血圧の新規出現や悪化がないかをみていく必要があります。

椎家：生体腎移植については高齢化が進んでいると聞きましたが，年齢制限などはないのですか？

陣内：そこも大事な点ですね。日本では親（約 30％）や配偶者（約 40％）がドナーのほとんどを占めていて，海外のように子からもらうことはほとんどありません。レシピエントの高齢化も進んでいますから，当然ながらドナーも高齢化しています。
　年齢に限らず，いわゆる従来の厳密なドナーの基準に当てはまらない人もドナーの対象とせざるをえなくなっています。高血圧があっても降圧薬でコントロールされている人，糖尿病があっても経口血糖降下薬できちんとコントロールされている人などもドナーとなることが増えてきています。先ほど触れた"マージナルドナー"ですね（表 15.3）。

椎家：そうなのですね…！　高血圧や糖尿病はCKDの危険因子ですよね。そんな方をドナーにしてしまって大丈夫なのでしょうか？

陣内：だからこそ，ドナーのフォローが今まで以上に大事になっていると思います。ドナーを全員，移植施設でフォローすることはマンパワーの関係で難しいかもしれませんが，きちんと病診連携をして，毎年1回はドナーの状況を確認する必要があるかと思います。レシピエントとドナーの両者をしっかりとフォローできる体制がないのであれば移植をする資格はない，というのが個人的な見解です。

椎家：禅語の『月は二つある』ではありませんが，生体腎移植を行うからには，レシピエントとドナーのどちらも大事にしなければなりませんよね。1人の移植レシピエントを紹介するということは，1人のドナーを紹介するということでもあると，肝に銘じます。

陣内：ありがとうございます。腎移植は腎代替療法の1つですが，諸外国と比較して日本ではまだその数は少ないです。日本で腎移植が少ない理由は多々ありますが，そのうちの1つに医師側が適切な時期に適切な説明を患者にしていないという要因もまだ残っています。日本の腎移植はその数が少ないだけで，その治療成績は世界でもトップレベルです。ぜひその恩恵を患者さんに受けてもらいたいですね。もちろん医療経済的にも重要です。そのためには腎代替療法が必要となる恐れのある患者さんを早期に腎臓内科専門医に紹介し，腎代替療法選択外来を適切な時期に受けてもらうことが

表 15.3　基本的なドナーの基準とマージナルドナーの基準

	基本となる適応ガイドライン	マージナルドナー基準
年齢	20 歳以上，70 歳以下	80 歳以下
右記がない	全身性活動性感染症，HIV 抗体陽性，クロイツフェルト・ヤコブ病，悪性腫瘍（原発性脳腫瘍および治癒したと考えられるものは除く）	
血圧	140/90 mmHg 未満（降圧薬なし）	130/80 mmHg 以下（降圧薬使用例）かつ高血圧による臓器障害がない（左室肥大，眼底変化，大動脈高度石灰化）アルブミン尿 30 mg/gCr 未満
肥満	BMI 30 kg/m² 以下。高値の場合は 25 kg/m² への減量に努める	BMI 32 kg/m² 以下。高値の場合は 25 kg/m² への減量に努める
腎機能	GFR 80 mL/min/1.73 m² 以上（イヌリン・CCr で代用可）	GFR 70 mL/min/1.73 m² 以上（イヌリン・CCr で代用可）
尿蛋白	尿蛋白 150 mg/日未満（g/gCr でも可）アルブミン尿 30 mg/gCr 未満	
糖尿病	糖尿病がないこと空腹時血糖 126 mg/dL 以下HbA1c 6.2% 以下（NGSP）	インスリン治療は適応外経口血糖降下薬使用例は HbA1c 6.5% 以下（NGSP）に良好に管理されていることアルブミン尿は 30 mg/gCr 未満であること
器質的腎疾患	悪性腫瘍，尿路感染症，ネフローゼ，囊胞腎	検尿以上のない IgA 腎症などは器質的疾患に含めない

文献 1 を元に作成

重要です。

この対談を振り返って：ふたたび Now and Then

陣内：お疲れ様でした！ それにしても"対話"というより"放談"というくらいよく話しましたね。学生時代に戻ったみたいで楽しかったです。十年一昔とはよくいったものですが，卒業してから 25 年ですか。

椎家：ええ。あの頃，カラフルなおにぎり型の初代 iMac がテレビ CM でくるくる回っているのに衝撃を受けましたが…その後スマートフォンやスマートウォッチが登場し，今やヘッドセット型コンピュータまであります。そして，CKD 診療も，今回見てきたように時代とともに大きく変わりました。

陣内：確かに。ということは，CKD 診療は 10 年後，20 年後には今では想像もつかないようなものになっているかもしれませんね。未来の治療法としてすぐに思いつくのは，ブタ腎臓の異種移植（xeno-transplantation）や，自分の iPS 細胞から作った腎臓などでしょうか。実用化の試みは，すでに始まっています。

椎家：では，10 年後にもまたお話しましょうか。…今ふと，ビートルズが昨年発表した，1970 年代から未完だった作品，"Now and Then"のことが頭に浮かびました。このタイトルには，「今と（昔の）あの頃」だけでなく，「今と（未来の）その時」の意味も込められていると思います。

陣内：なるほど，いいですね。ただ，"now and then"には素直に"時々"という意味もありますよ！ですから，10年後といわず，またちょこちょこ先生には連絡しますね（笑）。今日はありがとうございました！

椎家：ありがとうございました！

参考文献

1. 日本腎臓学会，日本透析医学会，日本腹膜透析医学会，日本臨床腎移植学会，日本小児腎臓病学会 編. 腎代替療法選択ガイド 2020 ライフサイエンス出版，2020

あとがき

　本書を手に取り，最後までお読み頂いた読者にまずは感謝申し上げたい。そして読者が本書の最大の特徴である対談形式を楽しんで頂けたのであれば幸いである。数ある本書のような参考書（？）の中でも対談形式（しかも架空の！）で書かれているものはほとんどないのではないだろうか。

　今回，このような対談形式で書くという試みをしてみた背景には私の研修医時代の経験がある。当時の指導医に，座談会形式の特集はEBMの枠を超えて，臨床医としてさまざまな先生のスタイルを学ぶことができ，勉強になるから読むと良いといわれた。その後しばらく，商業誌を含むさまざまな雑誌の座談会形式の特集を読み漁った。これは卒後間もない私にとって，EBMの枠を超えた多様な"学び"が得られた貴重な経験であった。

　本書は対談形式にすることにより堅苦しさをなくし，より読みやすくなるよう心がけた。そして，多少なりとも指導医のスタイルを出すことで何らかの"学び"を得られるようにしたつもりである。読者に著者の想いが伝わっているようであれば嬉しい。

　今回の企画を成立させるにあたり，共著者となることを御快諾いただいた塚原知樹先生に深謝したい。そして最後に，毎回丁寧な編集をしてくださり，筆の遅い私に辛抱強くお付き合いくださったMEDSi社の水野資子様に御礼申し上げたい。

2024年6月

今井直彦

あとがき

〔interest の〕本質的な意味は語根，すなわちラテン語
の inter-esse—それの〈中に，（あるいは）間にある〉—に
含まれている。

エーリッヒ・フロム
『生きるということ』（紀伊國屋書店，佐野哲郎 訳）より

　外来診療には，「エビデンスなどの知識」「全人的な臨床
経験」「患者・家族ナラティブの理解」などさまざまな力が
求められる。しかし，これらすべてを十分に活用していると自
信をもって言える医師は，そう多くないかもしれない。なぜだ
ろうか？

　一つには，外来診療に独学の要素が強いためかもしれな
い。指導医がいつでも診察室の陰で待機している教育病院
ばかりではないし，診察室が隣の医師でさえ，話す機会がほ
とんどないこともある。

　あるいは「何が正解か」が分かりづらいためかもしれな
い。自分なりに勉強し，現場の経験を積んで確立した診療の
スタイルが，他の医師たちのスタイルと違っていたからといっ
て，一概にどちらがどうとは言えない。

　手術の技を学び合う外科医のように，内科医が外来診療
の力を学び合えるよい機会はないものか？ と思っていたとこ
ろ，本書の企画を頂いた。執筆してみると，多くの知識や智
恵，視点を得ることができ，外来診療のレベルアップに役
立った。現実にも，このような対話の機会が増えるとよいなと
思う。

医師の〈中に，（あるいは）間にある〉ものが含まれている
ので，面白い（interesting）ことはフロム先生お墨付き？の
はずであるが…本書が読者諸賢の診療を何かしら豊かにし
たなら，望外の喜びである。

　最後に，私を共著者にしてくださった今井直彦先生，本書
を活き活きとしたものに仕上げてくださった MEDSi 社の水野
資子様に感謝申し上げる。

2024 年 6 月
塚原知樹

索引 （ページ番号うしろの f は図, t は表を指す）

著者略歴

今井直彦（いまい なおひこ）
1999 年に慶應義塾大学医学部を卒業，2005 年より米国コロンビア大学セントルークス・ルーズベルト病院内科レジデント，2008 年より米国ミネソタ大学腎臓高血圧内科フェロー，2011 年より聖マリアンナ医科大学腎臓高血圧内科。著書に『極論で語る腎臓内科』（丸善出版），塚原知樹医師との共著に『腎臓診療の考具箱』，編書に『Hospitalist Vol. 6 No. 1 2018 ＜特集：腎疾患 2＞』（いずれも MEDSi），『腎臓内科医のための腎移植の診かた』（中外医学社）など。

塚原知樹（つかはら ともき）
2005 年，慶応義塾大学医学部卒。2013 年アイオワ大学病院の腎臓内科フェローシップを修了。川崎幸病院勤務などを経て，2024 年よりシカゴ大学病院の腎移植内科フェロー。今井直彦医師との共著に『腎臓診療の考具箱』（MEDSi），訳書に『医のアート ヒーラーへのアドバイス』（中外医学社），『マインドフル・プラクティス 医療を支えるマインドフルネス ある臨床家の実践』（監訳 土屋静馬，MEDSi）。

先生、このへんどうでしょう？
対談から学ぶCKD診療スタンダード　定価：本体3,200円＋税

2024年7月25日発行　第1版第1刷 ©

著　者　今井 直彦
　　　　いまい　なおひこ
　　　　塚原 知樹
　　　　つかはら　ともき

発行者　株式会社　メディカル・サイエンス・インターナショナル
　　　　代表取締役　金子 浩平
　　　　東京都文京区本郷 1-28-36
　　　　郵便番号 113-0033　電話(03)5804-6050

印刷：三報社印刷／装丁：ソルティフロッグ デザインスタジオ(サトウヒロシ)

ISBN　978-4-8157-3109-0　C3047